U0388112

写给对疾病好奇的你

认识肺炎100问

主编 曹彬 王辉

人民卫生出版社

·北 京·

主　编　曹　彬　王　辉

副主编　徐九洋　宁永忠　余中光

编者（按姓氏笔画排序）

丁　奇	马　帅	王　启	王　柯	王　辉	王一民	王业明
王若冰	王泽怡	尹玉瑶	申旭辉	宁永忠	刘　东	刘正平
刘泽宇	孙凌霄	李　辉	李佩纹	李博文	李曙光	余中光
张　庆	张　慧	张菲菲	张榕凌	邵先成	武星宇	周　飞
赵建康	姜重阳	顾思维	徐九洋	殷冠坤	郭一凡	曹　彬
商潋瀚	梁　瑞	蒲丹妮	蔡莹莹	樊轩扬	穆昱先	魏昭慧

插图绘制　北京泽桥传媒科技有限公司

前言

肺炎是全球疾病负担最高的感染性疾病。由于病原体变迁、细菌耐药、共病复杂等因素，导致肺炎的防、诊、治难度增加，公共卫生风险显著上升。肺炎已经成为老年人群的健康隐患。

近年来频发的流感病毒肺炎、支原体肺炎等，让肺炎在大众中不再是一个陌生的词汇。但是，究竟什么是肺炎？所有的肺炎都需要住院治疗吗？患了肺炎需要做哪些检查？哪些病原微生物可以导致肺炎？变成了"白肺"怎么办？如何预防肺炎？怎么治疗肺炎？这些关于肺炎的问题，你能回答出多少呢？

为了提高公众对于肺炎的认识，减轻面对疾病时的焦虑，来自中日友好医院（国家呼吸医学中心）、北京大学人民医院、北京市垂杨柳医院的专家团队精心梳理出了关于肺炎的100个重要问题，并以科普化的语言进行解答，部分问题配合插图进行讲解。

全书共分为六个部分：第一部分是全书的主线，涉及的问题从患者角度出发，涵盖肺炎患者的感受、就医、检查、诊断、治疗、康复、预防等核心内容，可以快速浏览。第二部分至第六部分是基于核心内容的拓展，分别在肺炎的病原微生物检查、实验室检查、影像学检查、治疗药物、疾病防控等领域进行深入阐述，读者可以根据感兴趣的内容选择性阅读，也可以借助目录进行索引查询。

本书是写给对疾病好奇的你，希望在阅读之后广大读者能够对肺炎有初步的认识，不再谈肺炎色变，同时也能够提高自身的健康知识水平，远离疾病。

在本书编写过程中，编者团队力求在科学性和科普性之间找到最佳的平衡，既保证内容的权威准确，也兼顾文字通俗易懂。因时间所限，难免有不足之处，还请各位读者批评指正。

让我们共同开启认识肺炎的科普旅程吧！

曹彬　王辉

2025年1月

目录

第二部分　引起肺炎的元凶

第一部分

核心知识：肺炎的预防、诊断与治疗

001

什么是肺炎

在每个人的一生中，都会经历不止一次呼吸系统感染。当然，大多数是感冒，患者主要表现为咳嗽、发热、嗓子痛等，多数可以自愈。但也有一部分可能表现得很重，甚至出现肺炎。

那么，什么是肺炎呢?

肺炎（pneumonia）就是字面的意思，指肺部的炎症。

肺（lung）这个词，在现代医学领域是指人的呼吸器官，在空气和血液之间交换氧气。肺隶属于呼吸系统，更确切地说是下呼吸道，与上呼吸道的鼻、咽、喉相区分。

炎症（inflammation）也是现代医学的专业名词，指红、肿、热、痛、功能障碍等临床表现。

因此，肺炎就是指因为各种原因导致的肺部炎症，其中以感染最为常见，广义上也包括过敏、中毒等。还有

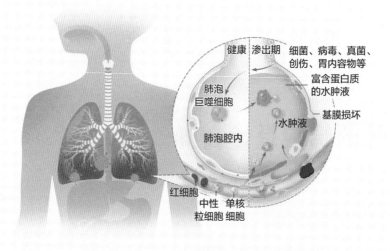

健康　渗出期　细菌、病毒、真菌、创伤、胃内容物等

富含蛋白质的水肿液

肺泡巨噬细胞

基膜损坏

水肿液

肺泡腔内

红细胞

中性粒细胞　单核细胞

肺炎示意图

一些常用的词可以作为肺炎的替换说法，如肺部感染、呼吸系统感染等。在现代医学领域，感染是指微生物侵入导致的炎症。

从病因学角度看，肺炎包括感染性和非感染性两类。感染性肺炎就是肺部感染，例如大家熟悉的流感病毒肺炎、支原体肺炎、肺炎链球菌肺炎，都是由相应的病原微生物感染导致的，即分别是流行性感冒病毒（简称"流感病毒"）、肺炎支原体、肺炎链球菌。非感染性肺炎，如化学物质导致的肺部炎症、单纯过敏导致的肺部炎症等，在本书中并不进行主要讨论。

（宁永忠　曹彬）

002

肺的结构是什么样的

肺炎的主要发生部位为肺，那么，肺究竟是一个怎样的结构呢?

首先从呼吸系统说起，人体整个呼吸系统是由呼吸道和肺组成的。其中呼吸道包括鼻、咽、喉（上呼吸道），气管和各级支气管（下呼吸道）。肺位于胸腔内，纵隔的两侧，分为左、右两部分，左肺分为上下两叶，而右肺分为上中下三叶。通常为了给心脏让位，绝大多数人的左肺比右肺小。

肺的基本功能单元是肺泡，起到气体交换作用。由于身高的差异，成人的肺泡数量一般为2.1亿~6.1亿。肺也是人体内毛细血管最丰富的部位，肺毛细血管壁的总面积相当于肺泡面积的90%，每个肺泡被1 800~2 000段毛细血管网络所包围，这为气体交换功能提供了结构基础。肺泡像是一个个小气球，在持续不断地与外界进行着气体交换。肺是唯一一个可以浮在水面上的器官。

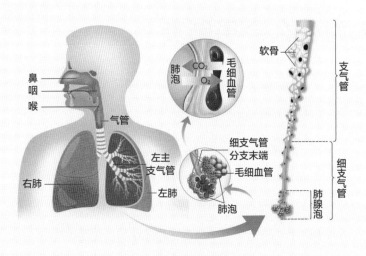

肺的结构示意图

　　肺的血管包括肺血管和支气管血管两个系统，肺血管为功能性血管，即肺循环的肺动脉、肺静脉，参与气体交换；支气管血管为营养性血管，即体循环的支气管动脉、支气管静脉，供给氧气和营养物质。

（穆昱先　曹彬）

003

人为什么会患肺炎

感染性肺炎是由病原微生物感染引起的，其在肺部引起了炎症反应。

哪些病原微生物可以导致肺部感染呢？

常见的导致肺炎的病原微生物包括病毒、细菌、真菌、寄生虫、支原体等。得益于近年来检测技术的发展，我们对于各种病原微生物的认识也在逐步提高。

病毒性肺炎由病毒引起。流感病毒（我们常说的"甲流""乙流"）是最常见的病毒性肺炎病原体，经常引起严重的肺炎并导致并发症。副流感病毒、腺病毒和呼吸道合胞病毒等也是常见的病毒性肺炎病原体。

细菌性肺炎也比较常见。肺炎链球菌、金黄色葡萄球菌、大肠埃希菌、铜绿假单胞菌、肺炎克雷伯菌、流感嗜血杆菌等均可引起肺炎。我们常说的肺结核也是细菌性肺炎，由结核分枝杆菌感染引起。

肺炎支原体肺炎多见于5岁及以上的儿童青少年，是我国社区获得性肺炎中最常见的类型。

在一些情况下，如免疫功能异常或者特殊生活环境等，可能由真菌和寄生虫感染引起肺炎，如肺曲菌病、肺孢子菌肺炎、肺包虫病等。

关于引起肺炎的病原微生物，我们将在后面的内容中进行详细描述。

（尹玉瑶）

004

肺炎患者有哪些感受

肺炎发生时人会有什么样的感受呢？或者说，应该如何识别肺炎的疾病特征呢？

肺炎的临床表现差异可以很大，症状的严重程度与个体的免疫力直接相关。

咳嗽、咳痰、呼吸困难和胸痛是肺炎的常见症状，同时可能出现呼吸急促。绝大多数患者还会伴随发热。其他全身症状如寒战、乏力、食欲减退也很常见。全身炎症反应还可导致心动过速。

如果进展为重症肺炎，患者可能表现为低血压、神志改变，以及其他器官功能障碍的表现，如肾功能障碍、肝功能障碍和/或血小板减少。

需要注意的是，尽管这些表现在肺炎患者中很常见，但它们并不具有特异性，在未进行胸部影像学检查的情况下，任何单独症状或症状集合都不足以诊断肺炎。

对于因手术或其他原因住院的患者来说，住院期间也可能会出现肺炎，但表现可能不典型——肺炎可被基础疾病表现所掩盖，或因免疫功能差、机体反应弱而表现隐匿，可以仅仅表现为精神状态的改变。其他症状包括咳嗽、痰液颜色或量的变化、发热或发冷、呼吸急促、血压下降、心率加快和呼吸频率增加等。病变范围大的患者可出现呼吸困难、呼吸窘迫，重症肺炎患者可以并发呼吸衰竭、左心衰竭、肺栓塞等。在已经进行机械通气治疗的患者中，可能仅表现为需要加大氧气浓度或出现气道阻力上升。

【小故事】

在抗生素出现之前，肺炎是除了结核病以外最可怕的疾病。肺炎在很长一段时间被称为"瘟疫"。在《钢铁是怎样炼成的》这本书中有一段对病倒的保尔·柯察金的描述："大叶性肺炎兼肠伤寒，体温四十一点五摄氏度。至于关节炎和脖子上的两个毒疮，那倒不值一提了。光是上面那两种主要病症，就足以把他送到另一个世界中去了。"

（穆昱先）

005

有咳嗽、咳痰、发热症状时，都需要就医吗

咳嗽是人体的一种防御反应，通过咳嗽动作，可以将呼吸道产生的分泌物、误吸的呼吸道异物排出，起到自我保护的作用。这种将呼吸道内分泌物通过咳嗽排出的过程，称为咳痰。

发热，顾名思义，是指体温超出了自身调节的正常范围。

从医学角度来讲，咳嗽、咳痰和发热都属于人体抵抗疾病的生理性防御反应，是清除体内垃圾的有效途径，在一定程度上是有利的。但是，凡事过犹不及，当咳嗽、咳痰频繁出现或者体温达到超高热的标准（T≥41℃）时，为减少对身体其他器官以及日常生活质量的影响，我们需要进行相应的医疗干预。

那么，在出现咳嗽、咳痰、发热的时候，是否都需要就医呢？

显然，需要视具体情况而定。

首先，需要判断症状的严重程度，如咳嗽的频率是否影响夜间休息，观察咳痰量、痰液的颜色、发热的最高体温及持续时间等。如果症状较轻微，对日常生活影响较小，同时本身没有合并肺部基础疾病，那可以先观察。咳嗽、咳痰明显者，也可以相应口服止咳化痰药物减轻症状。

其次，需要考虑是否同时存在其他症状，如胸闷、气短、喘息、咯血等。如果出现这些症状，则肺炎的可能性较大，需要及时就医诊治。

最后，需要判断药物的治疗效果，在使用镇咳药、化痰药及解热药后，观察症状是否得到缓解，咳嗽咳痰在减轻还是继续加重，如果症状没有缓解甚至加重，需要及时就医，完善检查进一步查明病因。

【小故事】

咳嗽、咳痰可能仅仅是普通感冒(病毒感染)引起的，不一定需要使用抗生素(针对细菌感染)。抗生素滥用是导致耐药菌的重要原因。世界卫生组织将每年11月第三周确定为"世界提高抗微生物药物认识周"，希望提高公众对抗微生物药物耐药性和抗生素合理使用的知晓率。

（张庆）

006

一直咳、咳、咳，是患肺炎了吗

正如前面所说，咳嗽是人体的一种防御反射动作。我们先来讲讲这种反射是如何发生的。

人体的呼吸道内存在咳嗽感受器，这些感受器如同章鱼的触角一般，会对外界的各种刺激作出反应。当咳嗽感受器受到刺激后，会将刺激转化为神经冲动，像情报员一样，携带信息由传入神经层层传递，最终到达我们的大脑，即"司令部"——延髓咳嗽中枢。大脑接收信号后，意识到"外敌入侵"，立即作出防御反应，将命令由传出神经逐级传达给声门和呼吸肌，最终由声门、呼吸肌等进行一系列协调动作，将呼吸道内的分泌物或异物排出体外，这就是咳嗽。

咳嗽并非疾病，而是一种症状。咳嗽反射是由多个环节共同完成的。任何一个环节受到刺激或病变，都有可能诱发咳嗽或导致咳嗽障碍。一般根据咳嗽的病程将其分为三类：急性咳嗽（病程≤3周）、亚急性咳嗽（3周<病

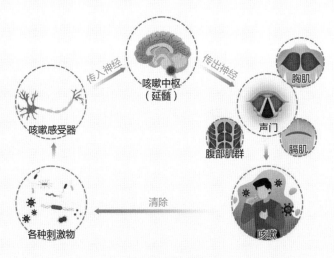

传入神经

咳嗽中枢
（延髓）

传出神经

胸肌

声门

腹部肌群

膈肌

咳嗽感受器

清除

各种刺激物

咳嗽

咳嗽的发生机制

程≤8周）、慢性咳嗽（病程＞8周）。一般而言，急性咳嗽是呼吸科门诊最常见的症状，主要病因包括急性上呼吸道感染、肺炎、呼吸道异物等。亚急性咳嗽一般与呼吸道感染迁延不愈、鼻炎有关。反复的慢性咳嗽则需要考虑哮喘、过敏、支气管炎、支气管扩张、肺结核、肺癌、胃食管反流、神经心理因素、药物等原因。

那么，如果一直咳、咳、咳，一定是肺炎吗？

答案是"不一定"，这需要根据咳嗽的具体情况及伴随症状综合评估。在出现咳嗽症状时，我们需要观察咳嗽出现的时间、性质、音色、持续时间、诱发及加重因素。同时，需要监测是否有咳痰、咯血、胸闷、气短等其他伴随症状。此外，既往的吸烟史、过敏史、职业暴露史、用药史也是需要考虑的重要因素。

一般而言，肺炎导致的咳嗽常伴有咳痰，存在细菌性肺炎时可出现黄色脓痰，且在进行规范的抗感染治疗后咳嗽可逐渐缓解。如果出现咳嗽迁延不愈的情况，那么需要考虑抗炎效果欠佳或因其他非肺炎原因所致，这个时候，应完善相关检查进一步明确病因。

（张庆）

007

面对老年人肺炎有什么特殊之处

在日常生活中，我们总是给予老年人特殊关照。面对肺炎，老年人有什么特殊之处？

根据世界卫生组织的年龄划定标准，年龄≥60周岁即为老年人。随着年龄的增长，人体各器官系统出现功能衰退的现象，医学上称为生理性衰老。伴随生理性衰老，老年人的机体抵抗力减弱，对肺炎的易感性增加，并且临床表现也发生改变。因此，我们要对老年人的肺炎进行特殊考虑。

1. **不易诊断**　老年人对疾病的抵抗力下降以及对疾病症状的反应力减弱，导致老年人起病隐匿，临床表现不典型，这容易造成医生对疾病的误诊、漏诊。加上老年人由于听力、记忆力等功能减退，导致询问病史的难度大大增加。这些特点都导致了老年人的肺炎不容易被明确诊断。

2. 多种疾病共存 老年人经常同时患有多种疾病，如高血压、高脂血症、糖尿病等，因此在制订治疗方案时需要进行综合考虑。

3. 疾病预后差，并发症多 机体功能的下降，导致老年人在患肺炎后，药物治疗的效果变差，最终导致治疗不及时、不彻底，治疗效果不好，还容易诱发其他并发症。

4. 老年人的心理状态特殊 伴随着医学的进步，我们对老年人的心理状态逐渐有了更深入的认知。老年人在衰老的过程中，机体功能减退，容易产生消极情绪，性格也容易变得保守固执。结合老年人所处的社会环境，更有可能出现抑郁等精神疾病。因此，在患病后老年人对疾病的诊断结果以及治疗会产生心理上的抵触，这会增加诊治的难度，并影响治疗的进程。

综合来看，老年人机体功能减退是其成为特殊人群的根本原因。此外，长期不健康的生活习惯也可能对肺炎的诊断治疗造成影响，如长时间吸烟、饮酒造成呼吸系统的衰弱，久坐不爱运动造成血液循环变差，因为味觉减退喜欢吃咸的食物造成高血压；还有一些老年人为寻求自我心理安慰自行使用多种保健品，导致药物过量引起不良反应。

因此，在面对老年人的肺炎时，需要对其进行全方面综合的考察，既要明确病史病因，还要综合其自身生活习惯、心理状态，最终权衡利弊制订诊疗计划。

（申旭辉　曹彬）

008

面对儿童肺炎有什么特殊之处

肺炎是全世界儿童感染相关死亡的主要原因。5岁以下儿童，14%的死亡是由肺炎引起的，在1～5岁儿童中这个数字高达22%。那么，面对肺炎小患者，作为家长应该注意什么问题呢？

首先，与成人最明显的差异在于儿童的表达能力差，他们生病以后很难主动、正确地表达身体的不适。此时，患儿家长作为最了解患儿症状变化情况的人，在呼吸道疾病的流行季需要格外提高警惕。如果出现以下症状，需要带孩子到医院就诊明确是否为肺炎，并由专业医生评判是否需要住院治疗。

· 发热、咳嗽。

· 呼吸频率增快，超过正常范围。

· 拒食或喂养困难（见于婴儿）。

· 面色苍白、发灰，或者口唇发紫、鼻翼扇动或呻吟。

· 烦躁不安、嗜睡、昏迷、惊厥。

【小贴士】

如何计数呼吸频率

胸廓的一次起伏计为1次呼吸。平静时观察1分钟，小于2月龄的婴儿呼吸频率≥60次／分；2月龄～1岁的婴儿呼吸频率≥50次／分；1～5岁的幼儿呼吸频率≥40次／分；5岁以上的儿童呼吸频率≥30次／分，即可判定为呼吸频率增快。

对于医生来说，接诊到疑患肺炎的患儿时，需要首先明确肺炎诊断，接下来根据其病情严重程度决定下一步治疗的场所。轻症肺炎患儿，门诊治疗、随诊即可，一般预后良好。而重症肺炎患儿的病情重、进展快，需要尽早识别，住院治疗。

对于月龄小于3个月，合并基础疾病（包括先天性心脏病、呼吸道畸形、遗传代谢病、免疫缺陷病、贫血、营养不良等，既往有感染史、严重过敏或哮喘史、早产史等），病程超过1周且经积极治疗病情无好转的患儿，病情变化迅速，短时间内进展为重症肺炎的风险高，病死率高，因此面对上述情况的患儿，医生需要警惕。

而当患儿出现以下情况的时候，则可能已经发展为重症肺炎，需要及时住院治疗。

·持续高热（39℃以上）≥5天，或发热≥7天并且每天最高体温无下降趋势。

·发绀，呼吸困难（如胸壁吸气性凹陷、鼻翼扇动或呻吟），低氧血症（指脉氧饱和度≤92%）。

·拒食或脱水、嗜睡、昏迷、惊厥。

·同时患有脑炎、心肌炎、川崎病等其他脏器损伤表现，抽搐、意识改变、胸痛、荨麻疹等。

为预防儿童肺炎的发生，建议家长每天定时开窗通风，尽量减少到人员密集和通风条件差的场合。合并有免疫功能缺陷（如肿瘤或服用免疫抑制剂）以及其他基础疾病的儿童，在呼吸道疾病流行季节注意佩戴口罩，并避免与呼吸道感染患者密切接触。建议结合儿童自身情况，如无疫苗接种禁忌证，定期接种流感疫苗、肺炎链球菌疫苗、B型流感嗜血杆菌结合疫苗等。

（张慧）

009

什么样的人需要特别警惕肺炎

与个人喜好类似，肺炎也有自己"偏爱"的特定对象，称为肺炎高危人群。

目前的研究发现，常见的肺炎高危人群包括5岁以下儿童、65岁以上老年人、妊娠期妇女、免疫抑制患者，伴有慢性疾病（包括呼吸系统疾病、心血管疾病、神经系统疾病、代谢性疾病、血液系统疾病、肥胖等）人群，长期吸烟/酗酒者、需要接受长期护理的人群等。

这部分人群的免疫系统受损或尚未发育成熟，肺部的防御能力下降，对于入侵的病原微生物抵抗力弱，更容易患肺炎。同时，这类人群对药物的治疗反应较差，特别是有慢性呼吸系统疾病、心脑血管疾病、恶性肿瘤、慢性肾功能不全等基础性疾病的人群，发生肺炎以后可能会引发更多的并发症，并因此导致更高的住院费用和死亡率，严重影响生活质量和疾病预后。

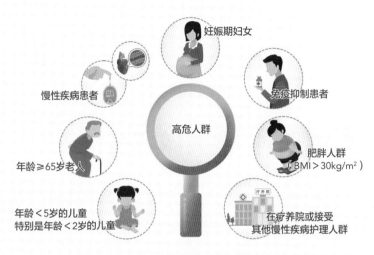

妊娠期妇女

免疫抑制患者

慢性疾病患者

高危人群

肥胖人群
（BMI＞30kg/m²）

年龄≥65岁老人

在疗养院或接受
其他慢性疾病护理人群

年龄＜5岁的儿童
特别是年龄＜2岁的儿童

肺炎高危人群

"秋风萧瑟天气凉，草木摇落露为霜。"秋冬季节来临，肺炎高发期也很快会随之到来。

对于肺炎高危人群来说，需要特别警惕肺炎。做好个人防护、勤洗手、常通风、不去人群聚集地、加强营养支持、规律运动是预防肺炎发生的重要防护措施。此外，提前接种疫苗也可以为免疫功能低下人群抵御特定病原微生物引起的肺炎提供部分保护。

（张庆）

010

考虑肺炎时，需要做哪些检查

当考虑肺炎时，医生往往采取临床体格检查、实验室检查、影像学检查以及病原学检查等，以明确诊断并确定治疗方案。以下是一些常见的检查方式和诊断思路。

1. **临床体格检查** 说到检查，并不一定就是化验、拍片子等。第一步往往是医生在诊室中进行体格检查，或者叫查体。首先是测量血压、心率、体温、呼吸频率等生命体征，如有条件还会检查指氧饱和度。之后，医生会用听诊器进行肺部听诊，检查是否有异常的呼吸音和啰音（提示肺炎），同时也会进行心脏的听诊，以协助判断病情的严重程度。

2. **实验室检查** 实验室检查也就是我们常说的抽血化验。通过抽取少量血液送检以评估病情，检查项目通常包括血常规（白细胞计数）、C反应蛋白等，如果病情较重，还有可能包括肝肾功能、凝血功能检测等其他检查。

3. **影像学检查** 影像学检查是诊断肺炎非常重要的一环。医生会给肺部拍个"照片"[胸部X线摄影或计算机断层显像（CT）]来观察肺部病变情况。

4. **病原学检查** 病原学检查就是寻找引起肺炎的罪魁祸首。医生可能会建议做抗原筛查（*如流感病毒*），或是通过咽拭子进行核酸检测，也有可能建议留取痰液来明确是哪种病原微生物引起的肺炎。

这些检查的结果可以帮助医生更好地了解肺炎的性质和严重程度，以便制订适合的治疗计划。及早进行这些检查并根据医生的建议治疗，对后续康复非常重要。

（张榕凌）

011

就诊之前，患者在家中能做什么

在考虑就诊之前，我们能够采取一些简单而有效的措施，这样有助于更好地给医生提供诊断依据，以下是一些建议。

1. **症状记录** 在就诊之前，仔细记录自己的症状，包括发热、咳嗽、咳痰、胸闷、胸痛等，并记录其严重程度、持续时间等关键信息。

需要注意，除了记录症状持续时间外，还需要关注症状的变化及其影响因素，如在服用解热药后，复测的体温较之前下降。

注意是否存在相关诱因，如接触其他有类似症状的家人，或者受凉、淋雨等特殊情况。近期接受的其他治疗也应如实记录。

2. **个人卫生** 维持良好的个人卫生，常洗手，出门戴好口罩以减少病原微生物的传播。

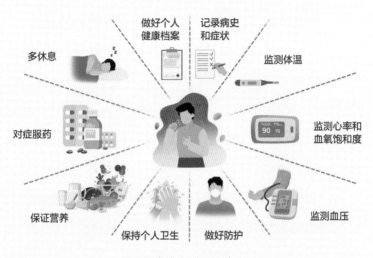

多休息

做好个人
健康档案

记录病史
和症状

监测体温

对症服药

监测心率和
血氧饱和度

保证营养

保持个人卫生

做好防护

监测血压

就诊前能做的工作

3. **自我监测** 在条件允许的情况下，可在家中自行监测体温、血压、心率、血氧饱和度等指标及变化情况。由于抗原检测的试剂已经非常普及，在流行性感冒（简称"流感"）高发季节，如有条件者建议在家中自测流感病毒抗原，在就诊时可以更快地给医生提供病原学参考，以便尽快开具对应的检查项目和治疗药物。

4. **个人健康档案** 在就诊前可提前准备个人健康档案，主要涵盖既往疾病史、药物服用情况，以及过敏史等信息，这样可帮助医生更好了解情况。

5. **注意休息和饮食** 在就诊之前尽量保持充足的休息，保证充足的营养。

这些建议可以在就诊前为医生提供更全面的信息，有助于迅速而准确地进行诊断和治疗。在家中采取这些简单的预备措施，有助于提高就诊的效果和效率。

（张榕凌　邵先成）

012

医生说的查体，是什么意思

查体，即体格检查（physical examination），是指医生运用自己的感官和借助简便的检查工具，客观地了解和评估人体状况的一系列最基本的检查方法。医生也会根据全面体格检查的结果，对患者的健康状态和疾病状态作出初步的临床评估和判断。体格检查的方法包括视诊、触诊、叩诊和听诊。

对于肺炎而言，查体特点主要包括以下四部分。

1. **视诊**　首先观察肺炎患者的状态，外观是否正常或表情痛苦。肺炎患者可能会出现痛苦面容，严重者可能会存在表情淡漠等。肺炎患者的生命体征可能表现为指氧饱和度降低、发热、低血压（收缩压＜90mmHg）、心动过速（心率＞100次/分）、呼吸急促（呼吸频率＞24次/分）等。严重者可能会出现呼吸运动异常，如导致胸式呼吸减弱和腹式呼吸增强。

2. **触诊** 通常情况下，单纯肺炎患者胸廓扩张度不会出现明显变化，如病变累及胸膜可能存在胸膜摩擦感。如肺炎期间肺部发生实变或存在肺脓肿，可能会出现语音震颤增强。

3. **叩诊** 即用手指叩击胸廓或肺部表面，使之震动而产生音响，根据震动和声响的特点来判断有无异常。对于单纯肺炎患者，肺叩诊音一般不会存在明显异常。如果肺炎期间，肺部出现大面积含气量减少的病变，叩诊音为浊音或实音（正常肺脏为清音）。

4. **听诊** 包括直接听诊法（将耳直接贴附于被检查者胸壁上）或间接听诊法（即用听诊器进行检查）。当肺炎患者痰液增多时，可能会存在湿啰音（moist rale）；当肺炎患者由于炎症导致黏膜充血水肿和分泌物增加导致呼吸道狭窄时，即会出现干啰音（rhonchi）。如病变累及胸膜，可能存在语音共振的变化及出现胸膜摩擦音。

（穆昱先）

013

抽血化验，查的都是什么

肺炎的临床评估一般需要做哪些化验？这些化验能提供哪些信息？

血常规、血生化是较为基础且重要的检查，为肺炎的诊断与鉴别诊断提供了重要价值。

血常规就是计数外周血中各种血细胞的个数，主要包括红细胞计数、血红蛋白浓度、白细胞计数、中性粒细胞计数、淋巴细胞计数、血小板计数等。其中，白细胞计数是肺炎诊断标准中的重要参考项目，如果白细胞计数升高、中性粒细胞比例升高，可能提示细菌感染；如果白细胞计数和/或淋巴细胞计数降低，可能提示病毒感染。

血生化检查包括肝功能（转氨酶、胆红素、白蛋白），肾功能（肌酐、尿素氮、电解质），以及血糖、血脂、乳酸等多项指标。血生化检查能提供较多信息，如血糖控制不佳是感染的易感因素；低钠血症与低磷血症可能提示特殊病原微生物（军团菌）感染；肝肾功能评价为治疗药物类型与剂量的选择提供了参考；尿素氮还能作为评价肺炎严重程度的参考指标。

关于肺炎的辅助检查，更多内容请阅读"第三部分 肺炎诊断的辅助证据"。

（刘东）

014

检查那么多,哪个是给肺炎"定罪"的关键性证据

导致肺炎的微生物多种多样,可能是各种细菌、病毒、真菌或者寄生虫。找到引起肺炎的微生物对于选择正确的治疗方法至关重要。微生物学检查也被称为"病原学检查",是帮助医生确诊的关键性证据。

可用于微生物学检查的样本

1. **痰标本** 常见的检测样本之一。需要注意的是,可用于检测的合格痰标本是咳出的深部痰,而不是吐口水。

2. **支气管肺泡灌洗液(BALF)** 通过支气管镜操作获取,适用于病变部位不易通过咳痰样本获得的病原微生物检测。

3. **胸腔穿刺液** 如果有胸腔积液,可用于确定是否有细菌感染。

4. **鼻咽拭子** 通常用于检测病毒感染。

常见检测方法

1. **涂片显微镜检查** 此方法是微生物学检查的初始步骤。通过染色和显微镜观察细菌的形态特征，可以初步且直观地判断病原微生物的类型。这种方法成本低、易于操作，但只能作出初步判断，需要进一步进行微生物培养鉴定。

2. **培养法** 将待测样本接种至特定的培养基中，经过一定时间的培养后，可以通过病原微生物的生长情况和特征（如形态、颜色、代谢产物）鉴定病原微生物。可进一步进行药敏试验，判断什么药物可能会有效。但是这种方法只适用于部分细菌、真菌，因为许多病原微生物是无法在常规条件下生长的。而且病原微生物的生长需要时间，易培养的病原微生物通常也需要3~5天才能获得鉴定和药敏试验的结果。

3. **快速诊断法（抗原法）** 快速诊断试剂可以在短时间内检测特定病原微生物的抗原或遗传物质。虽然这种检测方法的灵敏度和特异性可能不如实验室的标准方法，但对于快速进行临床决策非常有帮助。

4. **血清学检查** 此方法是通过检测患者血液中的抗体来确定是否感染了特定的病原微生物。但因为抗体生成需要时间，所以血清学检查不适用于感染早期，常用于回顾性诊断。

5. **分子生物学检测** 最常使用的分子生物学检测是实时荧光PCR（聚合酶链反应）技术，大家常说的"测核酸"就是这种方法，对于一些难以培养或需要快速诊断的病原微生物非常有用。但PCR技术只能验证某种怀疑的病原微生物是否存在。宏基因组测序（mNGS）是一种可以广泛鉴定出上万种微生物的分子生物学检测技术。宏基因组测序无须培养，可迅速获得样本中所有微生物的遗传信息。但该方法价格相对昂贵，且需要甄别结果是否是引起疾病的主要原因。

总体来说，肺炎的微生物学检查对于确诊病因、选择正确的抗生素和治疗方案至关重要。医生将根据检查结果，结合患者的临床症状和体征，制订个性化的治疗计划。随着检测技术的不断进步，有望在未来研发出对肺炎的诊断和治疗更加精准的方法。

更多关于微生物学检查的内容，请阅读"第三部分　肺炎诊断的辅助证据"。

（王若冰）

015

给肺拍的这张片子，有什么特殊

影像学检查，也就是常说的"拍片子"，对于肺炎的诊断是必不可少的。通常我们所说的影像学检查，指的是胸部X线检查和胸部CT检查，都是利用X射线的强大穿透能力来观察肺内部结构变化的检查方法。

与平时的各种照片拍摄不同，医学中利用X射线拍摄出来的图像是黑白的。当X射线穿过人体组织，透过度高的部位（如含气的空腔）会显示为黑色，而透过度低的部位（如骨骼）就会显示为白色。由于正常的肺组织以气体为主，因此在胸部X线检查中主要显示为黑色；而当出现肺炎时，病变处的肺泡腔中出现渗出物，因此在胸部X线检查中就会变为白色，据此作出肺炎的诊断。

相信许多人在拍过片子之后，都有打印胶片的体验。和照相机的胶卷成像一样，以前的医学X线摄影也是直接在胶片上成像的。但随着技术的发展，目前已经广泛采用电子屏幕来接收X射线信号，和数码相机一样，影像学检查结果都是电子化的，医生在工作站的电脑上可以直接阅片，理论上不再需要打印胶片。另外，可以通过U盘、光盘等存储设备将影像直接拷贝出来，也有一些医院在影像报告上提供二维码供扫描阅览。不过很多医生还是习惯于看打印出来的胶片，特别是不同医疗机构之间图像可能尚未实现共享。因此，建议将检查得到的胶片妥善保存。

关于肺炎影像学的更多话题，请阅读"第四部分　肺炎的影像"。

（徐九洋）

016

肺炎在显微镜下到底长什么样

　　病理是疾病诊断的金标准。虽然大部分肺炎患者不需要进行活体组织检查（简称"活检"），但了解显微镜下肺炎的表现，能够帮助我们更好地理解这个疾病。

　　按照病变累及范围，可以将肺炎分为大叶性肺炎和小叶性肺炎。

　　1. **大叶性肺炎**（lobar pneumonia）　是由肺炎球菌引起的炎症，主要病理变化是肺泡腔内的纤维素渗出，典型的自然发展过程大致可以分为四期：①充血水肿期，肺泡间隔内毛细血管扩张充血，肺泡腔内有大量的渗出液；②红色肝样变期，肺泡腔内充满纤维素及大量红细胞；③灰色肝样变期，肺泡腔内渗出的纤维素增多；④溶解消散期，肺泡腔内渗出液吸收或咳出，恢复正常。如今由于抗生素的应用，很少见到典型的自然病程，病变范围也较为局限。

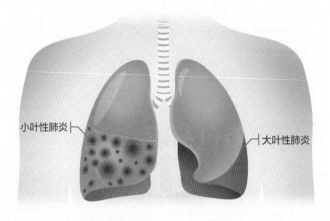

小叶性肺炎 ⊦

⊣ 大叶性肺炎

大叶性肺炎与小叶性肺炎

2. **小叶性肺炎**（lobular pneumonia） 是由化脓性细菌引起的，病变特征是以细支气管为中心的肺组织化脓性炎症。病变的细支气管黏膜充血、水肿，表面附着黏液性渗出物。随着病情进展，支气管、细支气管及肺泡腔内出现中性粒细胞渗出，支气管和肺组织遭到破坏。

3. **病毒性肺炎**（viral pneumonia） 表现为间质性肺炎，炎症从支气管、细支气管开始，沿肺间质发展，支气管、细支气管壁及其周围、小叶间隔以及肺泡壁等肺间质充血、水肿，有一些淋巴细胞和单核细胞浸润，肺泡壁明显增宽。

（穆昱先）

017

肺炎的诊断包括哪些内容

诊断是指医生通过疾病在患者身上留下的线索（求医原因和历程等），通过自己的知识储备，运用逻辑推理，猜测可能的疾病，并最终明确所患疾病的过程。有些疾病的诊断显而易见，另一些则颇为复杂。

大部分的疾病从发生到发病会经历非常复杂的生物学发展过程。虽然在大众眼中，肺炎是一个比较常见的概念，但这个疾病背后所包含的病因却是非常复杂的。

又有人会说，知道是肺炎就够了，直接使用抗生素就好了。其实，前面已经跟大家介绍了导致肺炎的病原微生物种类有很多，对于病毒感染所导致的肺炎，使用抗生素是无效的。

因此，医生在面对患者就医时，结合患者提供的线索，如果有符合肺部感染的症状（如咳嗽、咳痰、发热）和体征（如听诊可闻及湿性啰音等），初步考虑其可能患肺炎（拟诊）；通过完成系列检查（如胸部X线片发现实变影、血常规发现白细胞升高等），进一步增加了对这个疾病确定性（极似诊断）；最终获取了确定性的结果（如在痰、肺泡灌洗液等标本中检出细菌、真菌、结核或病毒等病原），从而确诊该疾病。

诊断之所以需要分层次、不断推进，是因为肺炎所导致的临床表现与很多疾病（如肺栓塞、肺癌、血管炎、机化性肺炎）可能存在相似之处。医生需要一步步确定肺炎诊断的正确性，精准用药才有可能让患者加速康复，同时也不漏诊其他疾病。

相信通过以上介绍，你应该对相对复杂疾病的诊断过程有了一个大致了解。我们需要做的就是如果出现疑似肺炎诊断时，及早就医。在就医过程中，积极配合医生并提供准确的病史。

（王业明）

018

原本就有肺病，是不是更容易患肺炎

呼吸道是人体免疫系统的第一道防线，通过发挥物理、化学及免疫屏障功能，来阻止外界病原微生物的入侵。对于合并慢性呼吸系统疾病的人群，呼吸道上皮存在长期的损伤和结构改变，这会导致呼吸道屏障功能受损，肺部的防御能力下降，更容易遭受病原微生物的侵袭进而导致肺炎。同时，肺部结构改变和免疫功能受损有利于病原微生物在呼吸道的长期寄居，由此造成局部反复发炎，药物治疗效果下降。

常见的呼吸系统慢性疾病包括慢性阻塞性肺疾病（COPD）、支气管哮喘、间质性肺疾病（ILD）、支气管扩张症、阻塞型睡眠呼吸暂停低通气综合征（OSAS）、肺动脉高压、肺部恶性肿瘤等。现有的流行病学统计显示，呼吸系统慢性疾病严重威胁人类健康，影响日常生活质量，已成为全球性公共卫生问题。

对于存在呼吸系统慢性疾病的人群来说，每一次肺炎的发生，都是对原有肺损伤的沉重打击，会导致呼吸道症状进一步恶化和肺功能下降。

为保护我们"脆弱"的肺脏，在日常生活中，需要加强个人防护，规律使用药物治疗，并定期接受呼吸科专科医生的随访评估。此外，加强体育锻炼、注意均衡营养、科学地进行呼吸康复训练也是增强肺部防御能力的重要途径。

（张庆）

019

免疫功能低下人群的肺炎有什么特殊之处

这里说的免疫功能低下人群，不是"免疫力差、经常感冒"，而是医学中专门定义的免疫缺陷宿主。这类人群由于免疫系统本身有缺陷，因此在发生肺炎时，患者疾病发展快，病情相对更重，因此需要得到格外关注。

常见的免疫缺陷宿主包括患有原发免疫缺陷疾病、活动性恶性肿瘤、艾滋病的患者，或正在接受化疗、器官移植术后、骨髓移植术后、长期应用激素治疗、应用免疫抑制药物等的人群。

例如因为风湿病长期服用激素、甲氨蝶呤，或是肾移植术后长期服用他克莫司的患者，都属于免疫缺陷宿主。医生通常会嘱咐这类患者避免前往人多拥挤的场所，尽量避免感染，也会建议预防性使用一些抗感染药物。

其实还有一些更常见的情况，也属于免疫功能受损的范畴，如糖尿病、肝硬化、脾切除术后、衰弱状态的老年人（如长期卧床）、营养不良、贫血等。特别是糖尿病和肝硬化患者，虽然平时免疫功能化验指标尚可，但在发生肺炎时自身的免疫力可能不足以对抗强大的病原微生物，需要尽快就医。

免疫缺陷宿主肺炎，易感的病原微生物与常见的肺炎不同，还需要考虑多种病原微生物的混合感染。以长期服用糖皮质激素治疗的患者为例，感染肺孢子菌、铜绿假单胞菌、曲霉、毛霉，以及一些病毒的风险比正常人都会高一些，也可能存在潜伏结核感染的复发。接受不同免疫抑制药物治疗的患者都有相对应的易感病原谱，可向医生和专业人士咨询是否需要采取特殊的保护措施，或者进行预防性药物治疗。一旦发生感染，需要尽快通过微生物检查明确感染病原微生物，从而尽早开始针对性的治疗，避免疾病加重。

对于免疫缺陷宿主，除容易感染特定病原外，还可能在感染后病情反复、病原微生物不容易被清除的情况，因此常规疗程的抗感染治疗是不够的，需要在医生的指导下密切观察，调整治疗方案。

（徐九洋　王一民）

020

除了感染，发生肺炎还有其他原因吗

　　呼吸道感染是肺炎最常见的病因，也是本书讨论的最主要内容。但有些时候，诊断为肺炎，通过经验性抗感染治疗效果并不好，只能反复升级抗菌药物，辗转求医。

　　有没有可能，病因不是感染呢？

　　的确，在临床上有一组肺炎，症状和影像表现与感染性的肺炎类似，但是发病率相对较低，常被误诊和漏诊。常见的代表为过敏性肺炎、机化性肺炎、药物损伤性肺炎、电子烟相关肺炎、肺炎型肺癌等。你可能还听说过农民肺、蘑菇肺、鸟类爱好者肺，这些都是吸入相关的有机物后导致肺部异常免疫反应的肺炎。还有一种加湿器肺炎，是指自来水中的化学物质被雾化吸入后引起的肺炎。

对于这些疾病的诊断，病史的采集分析起到非常重要的作用。例如在出现症状前是否有接触或吸入特殊物质，是否应用特殊的药物，是否使用电子烟，是否发生呛咳误吸等。如果能够在就诊时给接诊的医生提供相关信息，对诊断会有很大帮助。对这些疾病的诊断也相对比较困难，可能需要进行额外的血液检查或者影像学检查，可听从医生的建议进行。

当然，还有一些特殊病原微生物导致的肺炎，例如结核分枝杆菌、非结核分枝杆菌、隐球菌等，对于常规的抗菌治疗效果可能也不好，需要进行更进一步的检查鉴别。

（徐九洋　王一民）

021

如何区分肺炎轻重

同为肺炎患者，病情轻者1周左右症状消失后就可康复，然而病情重者可能需要住院治疗，甚至死亡。因此，肺炎有不同严重程度之分，可用不同的评分方法来划分严重程度。

目前，最常用的两个评分标准是肺炎严重指数（pneumonia severity index，PSI）和CURB-65评分，其中PSI评分系统相对复杂。CURB-65评分相对简便易行，可以作为肺炎是否需要住院治疗的判定标准。

CURB-65评分共由以下5项指标构成，满足1项得1分，评分越高代表病情越严重。

C：意识障碍。

U：尿素氮＞7mmol/L。

R：呼吸频率≥30次/分。

B：收缩压＜90mmHg或舒张压≤60mmHg。

65：年龄≥65岁。

如果出现持续发热（体温≥37.5℃）超过3天，并且最高体温不下降，或是出现咳嗽咳痰（尤其是黄痰、脓痰），喘息、呼吸困难、指氧饱和度降低甚至需要吸氧等情况，应该及时到医疗机构就诊，由专业的医务人员对病情进行评估。

综合以上肺炎严重程度的评分可见，判定肺炎严重程度的主要依据是肺脏功能和肺外脏器的功能水平。肺脏功能的评估主要基于呼吸频率和氧合情况，当肺炎加重时，肺脏气体交换能力下降继而导致氧合下降，从而出现喘息气促和呼吸困难的症状。肺脏功能下降会影响全身脏器的氧气供应，机体代谢水平的增高也会增加肾脏、肝脏等脏器的负担，从而导致意识状态的改变、血压下降、尿素氮或转氨酶的升高。高龄老人、合并基础疾病也是发生重症肺炎的高危因素，如果身边的老人患肺炎后出现气促、呼吸困难、意识状态改变、指氧饱和度或血压下降，都应该及早送诊。

（张慧）

022

为何要区分肺炎轻重

对肺炎严重程度的评价是临床诊治过程中的关键一环，对于决定患者的诊疗场所、经验性抗感染治疗药物的选择、吸氧等支持治疗手段的选择都至关重要。

诊疗场所不同

CURB-65评分是目前常用的评分标准之一，因其构成简单便于使用而得到推广。CURB-65评分可以作为判断肺炎患者是否需要住院治疗的标准，评分0～1分，原则上门诊治疗即可；评分2分，建议住院或在严格随访下的进行院外治疗；评分3～5分，应住院治疗。由于CURB-65评分中的U指标（尿素氮）需要进行抽血检查，在没有条件时使用简化的CRB-65评分也可以进行初步判断。

病原学检查和抗感染药物的选择

门诊治疗的轻症肺炎患者，根据其年龄、基础疾病等因素综合评估后可给予经验性抗感染治疗，不需要进行病原学检查。住院患者需要送检病原学检查，当经验性抗感染疗效不佳时，需要进行全面的病原学检查，调整用药方案。

辅助支持治疗手段强度不同

上文中提到，重症肺炎可引起肺脏和肺外脏器功能的损伤，在治疗时也需要对受损脏器进行针对性的辅助支持治疗。

当肺炎患者存在喘息气促、呼吸困难或氧饱和度下降时，可予氧疗。氧疗支持手段也分为不同水平，从最低水平的鼻导管吸氧、面罩吸氧、经鼻高流量氧疗、无创呼吸机辅助通气，到高水平的气管插管有创通气，甚至体外膜肺氧合（extracorporeal membrane oxygenation，ECMO）治疗，依据患者病情的严重程度选择不同的氧疗方式。对于存在肾脏功能或肝脏功能损伤者，结合患者的脏器损伤程度可选择肾脏或肝脏替代治疗。对于贫血、胃肠道出血、凝血功能紊乱等患者，可针对性给予成分输血支持治疗；对于脱水、低血压、休克等患者需要注意补液，以及血管活性药物的使用，水电解质和营养物质的补充也十分重要。

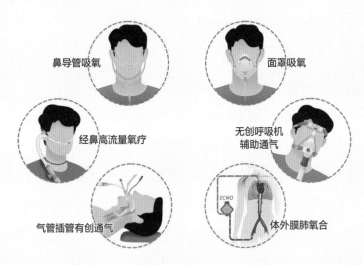

鼻导管吸氧

面罩吸氧

经鼻高流量氧疗

无创呼吸机
辅助通气

气管插管有创通气

ECMO

体外膜肺氧合

各种氧气治疗方法

总体而言，不同严重程度的肺炎患者，其面临的死亡风险不同。简言之，患者的病情越重，不仅住院时间会延长，而且医疗费用支出会增高，相伴随的死亡率也越高。

（张慧）

023

肺炎的治疗有哪些

　　肺炎可以由多种病原微生物引起，包括细菌、病毒、真菌、非典型病原体等，及时启动覆盖致病病原微生物的抗感染治疗是改善病情的关键。通常开始时并不知道对应的病原微生物，因此采用经验性治疗；在明确感染病原后，进行针对性的靶向治疗。除了抗感染治疗外，对症治疗和支持治疗也很重要。

经验性抗感染治疗

　　经验性抗感染治疗方案的选择取决于病情严重程度、治疗场所和推测最可能的病原微生物，同时考虑患者的合并疾病、当地病原微生物流行与耐药情况。

靶向治疗

　　靶向治疗是指根据病原学结果调整治疗方案。

病原学检查何时进行

住院的肺炎患者需要进行此项检查，尤其是当经验治疗疗效不佳时。患者的年龄、基础疾病、免疫状态及既往抗感染方案等也是病原学检查的重要参考。需要注意的是，抗生素主要针对细菌，对病毒感染无效。目前，大多数针对流感病毒的抗病毒药物为口服制剂，输液无效。在病毒流行季，疑似诊断病毒感染时应常规进行抗原检测或核酸检测，及时启动抗病毒治疗。另一种病原微生物——真菌，常规抗生素也不能对其发挥疗效。肺部真菌感染常见于老年、免疫力低下、合并慢性肺病人群。长期应用抗生素、糖皮质激素以及其他免疫抑制剂者也是高危人群。由于在特殊人群中真菌感染的后果严重，而且真菌通常较难培养，因此在有真菌感染的临床表现和影像学特征时（但还没有微生物证据），会进行抢先治疗。

抗感染治疗一般多久能停药

一般可于体温恢复正常2～3天且呼吸道症状明显改善后停药，通常轻症肺炎疗程为5～7天。但病情严重程度、缓解速度、并发症以及特殊病原微生物均会影响治疗时长。由于影像学存在延迟，不必以肺部CT吸收程度作为停药标准。在肺炎的治疗过程中，镇咳祛痰、解热、平喘等对症治疗，氧疗、休息、营养等支持治疗也很重要。

（刘东）

024

肺炎常用的抗感染药物有哪些

假如不小心得了肺炎, 第一想法可能是尽快用上"消炎药"。"消炎药"的说法其实并不准确, 肺炎的治疗以抗感染治疗为主。对于细菌性肺炎, 应用的是抗生素; 对于病毒性肺炎, 其中一部分有对应的抗病毒药物。

下面简单举几个抗感染药物的例子, 更详细的内容请阅读"第五部分 抗感染药物选择"。

阿莫西林相信大家都不陌生, 属于青霉素类, 是家里常备的药物, 是轻症肺炎链球菌感染首选药物。

儿童作为肺炎支原体肺炎的重点人群, 大环内酯类药物是肺炎支原体肺炎的首选治疗药物(如阿奇霉素、红霉素), 但是近年来耐药比例在不断增加; 四环素类药物(如米诺环素), 喹诺酮类药物(如左氧氟沙星、莫西沙星)是重症肺炎支原体肺炎患者的有效治疗药物。

头孢菌素类也是家里面很常见的药物, 如头孢克肟、头孢拉定、头孢呋辛等。头孢类药物根据出现的先后和抗菌性能的不同分为第一代、第二代、第三代、第四代、第五代。根据症状的轻重和可能感染的病原微生物，针对性选择不同的药物，可以提高药物利用的合理性，减轻药物的副作用。

对于病毒感染，很遗憾目前还没有能够覆盖所有（或是大部分）病毒的广谱抗病毒药物。目前，上市的抗病毒药物主要可以针对*流感病毒感染（如奥司他韦、巴洛沙韦）*，巨细胞病毒感染（如更昔洛韦）、疱疹病毒感染等。

（樊轩扬）

025

什么情况的肺炎患者需要住院治疗

大多数生命体征平稳(心率、血压基本正常, 呼吸频率不快), 并且没有并发症的患者, 考虑为轻症肺炎, 一般门诊就诊, 口服抗感染药物即可。具体的药物方案选择比较复杂, 可不是简单的"吃片头孢就能好", 应根据就诊时医生给予的治疗方案服药。

什么情况的肺炎患者需要住院治疗

这里指的住院治疗是医院的普通病房, 需要收住重症监护病房（intensive care unit，ICU）的情况将在后续内容讨论。一般来说, 普通病房住院治疗的指征包括以下几点。

1. CURB-65评分≥2分。

2. 不吸氧时，测指脉氧饱和度≤92%，或较平时明显降低。

3. 具有其他需要住院处理的并发症（如脓胸、大量胸腔积液、肺脓肿等）。

4. 一般情况较差，合并症控制不佳，需要住院进行支持治疗。

需要注意，任何评分系统都只能作为参考。应结合患者的年龄、基础疾病、社会经济状况、胃肠功能、治疗依从性等情况进行综合判断。比如说，即便肺炎本身症状并不严重，但是患者非常虚弱、自主进食困难，还是需要住院进行营养支持治疗。

住院的主要目的在于全面监测病情、妥善处理各类并发症和合并症。在住院期间，患者可以接受持续吸氧支持，同时经静脉途径进行抗感染治疗。医护人员将密切关注患者的病情变化，以便及时识别潜在的风险。

若患者病情复杂，出现如脓胸等严重并发症，将采取胸腔穿刺引流的手段。此外，医生还会积极寻找导致疾病进展或治疗效果不佳的原因，并根据病原学检查结果，精准调整抗感染治疗方案。

（刘东）

026

如何治疗重症肺炎

首先，我们要明确什么是重症肺炎？白肺就是重症肺炎吗？

白肺只是一个口语化描述，并非肺部感染就是白肺。白肺其实是影像上形态学的表现，多数肺炎患者症状比较轻，只是局部呈现密度增高的白色，尚不足称之为"白肺"。关于这个话题，在"第四部分 肺炎的影像"中还有详细描述。

应该如何诊断重症肺炎呢？

简单来说，当呼吸功能持续下降（医学上称为"呼吸衰竭"），需要行气管插管并使用呼吸机通气时，就是重症肺炎。如果血压降低，需要使用升压药物才能维持血压的感染性休克状态，也属于重症肺炎的范畴。

此外，为了更早地发现重症肺炎，还有一些其他辅助的诊断标准，相对来说比较复杂，需要由医生结合胸部CT检查、实验室检查等指标来进行判断。

诊断明确后，患者需要进入重症监护病房（ICU）密切监护治疗。与轻症肺炎不同，重症肺炎的治疗不只是抗感染治疗，往往强调综合管理，包括抗感染治疗、呼吸支持、循环与液体管理、营养支持、疼痛管理、心理疏导及康复训练等。每一个环节都至关重要，共同构成了重症肺炎的综合管理体系。

在抗感染治疗方面，首要任务是尽快收集病原学证据，准确评估患者的特征、合并症状况，并识别可能不易被常规治疗方案覆盖的特殊病情。基于此将早期启动经验性抗感染治疗，并紧密追踪病原学结果，以适时调整和优化抗感染策略。

在呼吸支持上，根据患者的氧合水平选择适当的氧疗方式并动态调整参数，在气管插管基础上，可能还要应用ECMO。在液体管理上，通过监测患者的血压、心率、出入量等评估循环状态，并制订个体化液体管理方案。此外，为患者提供充足的蛋白质和热量，选取合适的镇痛方案，在适当的时机进行心理疏导和康复训练，对患者的康复具有重要意义。

（刘东）

027

医生说要进 ICU, 该怎么办

重症监护病房（ICU），与普通病房最大的差别是能够对患者进行持续的器官功能支持和密切的病情监测。

当肺炎进展到需要进行呼吸支持（使用呼吸机）、循环支持（使用升压药），并需要医生进行密切病情监测的时候，意味着就需要入住ICU了。

ICU治疗的根本目的，是为需要呼吸支持的患者赢得治疗原发病的窗口期，不至于因呼吸衰竭而快速死亡。

所以，入住ICU的前提是经过抢救治疗后，患者病情可以逆转。肺炎常规意义上属于这种范畴，但有些肺炎患者同时患有严重的基础疾病，例如因为脑梗死长期卧床，或者合并晚期恶性肿瘤等，一般无法从治疗中获益，原则上不属于ICU的收治范围。

如果医生告知患者要进ICU，患者家属该怎么办？

对于患者家属来说，通常需要做好以下几个方面的准备。

1. **理论上的准备**　如果医生告知患者家属目前病情很重，但这个疾病是有机会可逆的，应该要试一试，给患者一个治疗窗口期，那基本就符合入住ICU的条件。

2. **经济上的准备**　患者入住ICU之前，医生都会跟家属谈及费用问题，但只能根据经验给出一个大概的数字。因为无法预测患者入住ICU后病情是快速好转、缓慢恢复还是快速进展，每一种情况所需要的器官支持层级都不相同。往往病情越危重，出现的器官功能障碍越多，所需要的治疗手段越多越复杂费用越昂贵。家属应提前做好准备，评估经济上能否负担。

3. **心理上的准备**　很多疾病是目前的医疗手段无法解决的，在经过长时间、高强度的治疗之后，仍然无法逆转疾病，家属提前做好心理准备是很关键的。对一些高危疾病或者健康状况欠佳的患者，更需要认真斟酌。

4. **给患者的准备**　入住ICU后，家属是无法陪护的，因此患者独自在一个陌生的医疗环境中容易产生焦虑和恐惧的情绪。如果患者清醒尚能沟通和交流，医生需要充分跟患者交代ICU的医疗场景，可能会面对陌生的环境和陌生的医务人员，充分安抚其情绪。对于入住ICU的患者家属来说，医生也非常希望家属能够积极参与到患者的心理关爱上，给患者情感上的支持，帮助其缓解焦虑和恐惧情绪，这对诊疗成功至关重要。

【小知识】

ICU为什么不能陪护

入住ICU的患者往往病情危重、医疗和护理操作较多，家属陪护会给床旁诊疗带来不便。

ICU有其特有的院内感染防控体系，包括手卫生、无菌操作观念、医疗环境消毒、隔离措施等，家属陪护容易打破这个防控体系，增加患者院内感染的风险。为了避免这种交叉感染的发生，一般限制探视以减少病菌传播的可能性，保护患者及其家人的健康。

所以，ICU不允许陪护，一般都采取限时探视制度，部分医院甚至不允许探视。根本目的是保护患者、防止感染、保障医疗工作有序开展，以及维持秩序和确保安全。

（王业明　王一民）

028

为什么有些人感染肺炎后经久不愈

肺炎从发生到治愈大概的时间范围

1. **细菌性肺炎** 1~2周后，体温恢复正常，其他症状逐渐消失。

2. **病毒性肺炎** 如流感，患者会首先经历1~7天的潜伏期，然后出现各种症状，如发热、流涕等，根据严重程度再经历1~2周治疗后，会恢复正常。

但在一些情况下，肺炎患者会经历长时间的治疗才会恢复健康。

恢复时间不同的原因

简单来说，肺炎可能会发展为重症肺炎，同时会出现各种各样的并发症。患者自身情况（年龄、免疫力强弱、合并基础疾病）；肺炎的类型；并发症的轻重；治疗情况（是否根据病因治疗、是否及时用药）等都会影响肺炎的恢复时间。

除此之外，病原微生物的耐药性以及多种病原微生物混合感染，均会导致肺炎迁延。

1. **随着抗生素的广泛使用，细菌的耐药性日益增强** 如肺炎链球菌引起的肺炎，由于肺炎链球菌对青霉素治疗的耐药率升高，如果按照以往的经验指导治疗可能会延误病情。

2. **混合感染** 两种或两种以上不同病原微生物感染同一个体的现象，称为混合感染。在日常生活中，肺炎可能会由多种病原微生物共同感染引起。例如肺炎链球菌感染引起肺炎的同时，也可以合并流感或其他病毒感染，以及不太常见的病原微生物，如衣原体、支原体以及真菌等。当出现混合感染时，由于症状相似，或多种症状同时出现，导致医生对肺炎的诊断以及病因的确定出现误诊或漏诊，从而错过最佳治疗时间和最佳治疗方案，最终导致肺炎加重。

（申旭辉）

029

肺炎会不会有并发症

患肺炎后会不会影响其他器官，使其他器官也生病？
其实这就是我们所说的并发症。

根据病原微生物的不同，肺炎所引起的并发症也有
不同。

1. **细菌性肺炎**　细菌感染会引起脓毒症（表现为寒
战、高热、呼吸急促、心动过速等），严重的脓毒症会
导致感染性休克以及多器官损伤（心脏、肾脏等）。除
去脓毒症，细菌性肺炎还会引起肺脓肿、胸膜炎、心包
炎以及脑膜炎等。

2. **病毒性肺炎**　其特点是引起多器官并发症，如引
起心脏损伤、急性肾脏损伤等。严重的肺炎患者会出现
心力衰竭、呼吸衰竭等并发症，最终危及生命。

3. **其他病原微生物引起的肺炎**　包括肺炎支原体、
肺炎衣原体、真菌等引起的肺炎。除去肺部表现外，有些可
以引起神经系统表现，并可能引起肺外感染，如脑膜炎（隐
球菌感染）。

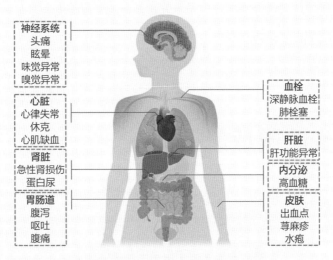

神经系统
头痛
眩晕
味觉异常
嗅觉异常

心脏
心律失常
休克
心肌缺血

肾脏
急性肾损伤
蛋白尿

胃肠道
腹泻
呕吐
腹痛

血栓
深静脉血栓
肺栓塞

肝脏
肝功能异常

内分泌
高血糖

皮肤
出血点
荨麻疹
水疱

病毒性感染中毒症引起的多器官损伤

综上所述，肺炎是可以引起其他肺外器官的并发症的。由不同病原微生物引起的肺炎，会出现不同的并发症。在日常生活中，应该早预防、早发现、早治疗。当出现并发症时，要进行对症治疗，同时尽早确定病因并进行根治。

【小知识】

并发症是指在一个疾病发展过程中引起了另一种疾病，新产生的疾病就是并发症。

（申旭辉）

65

030

肺炎的预后怎么样

预后（prognosis）是一个相对专业的医学名词，指对病情发展和治疗结果预测的情况。

疾病的预后取决于患者的年龄、营养状况、疾病类型、病情轻重及其免疫功能水平等。常见的预后结局包括康复、转为慢性疾病、残疾或死亡。根据患病后的时间还会分为短期预后（患病30天内）和长期预后（患病数月或数年）。

不同严重程度的肺炎患者预后是不一样的。

一般认为，轻症（或门诊）肺炎患者经过治疗后可完全康复，不遗留任何后遗症，和感冒类似。虽然有时疲劳、乏力、咳嗽等症状会持续一段时间，但总体而言轻症肺炎的预后还是不错的。

住院肺炎患者的预后相对差一些。部分患者在感染急性期入住ICU，由于长时间的卧床、呼吸机辅助通气等治疗，这些患者的全身肌力（包括呼吸肌）下降，导致出院后出现疲劳乏力、呼吸困难等症状。

多项研究表明，患者在ICU期间及转出ICU后，常常会出现认知障碍或焦虑、抑郁、失眠等精神心理症状，明显影响患者的预后和生活质量，被称为重症监护后综合征。

（张慧）

031

中医是怎么认识肺炎的

在中国传统医学中，并没有肺炎这个概念。现代的中医工作者根据肺炎患者的临床表现，以及中医对疾病的认知，将大部分肺炎归于中医风温肺热的范畴。中医认为风温肺热病是风热等外感病邪犯肺，肺失清肃所致，以发热、咳嗽、胸痛等为主要表现，基本相当于现代医学中的肺炎。

对于疾病的发生，中医认为"正气存内，邪不可干"（《素问·刺法论篇》），"邪之所凑，其气必虚"（《素问·评热病论篇》）。也就是说人的发病包括两个方面：一个是正气虚弱，一个是邪气侵袭。

"邪气"是指所有能导致人体生病的致病因素，包括外界接触的各种病原微生物等。"正气"是指维持脏腑正常功能的动力和抵抗病邪的抗病能力，包括现代医学所讲的免疫功能等，不过中医所讲的"正""邪"的内涵远比上述丰富。

在肺炎的发病中，可以将"邪气"简单理解为病原微生物，将"正气"简单理解为人体的免疫力。所以，在肺炎的治疗方面，中医以祛邪扶正为大法。祛邪就是通过化痰、清热、解毒、活血化瘀等方法将患者体内的痰、热、毒、瘀祛除，使机体恢复正常，也可以理解为将体内的病原微生物及其病理产物清除；扶正就是增加患者本身的正气，增强自身抵抗力。

临床中一般将肺炎分为实证类（风热犯肺证、外寒内热证、痰热壅肺证、痰浊阻肺证），正虚邪恋类（肺脾气虚证、气阴两虚证），危重变证类（热陷心包证、邪陷正脱证）共三大类8个证型，每个证型各有其对应的治疗方法。

风热犯肺证——疏风清热，清肺化痰

外寒内热证——疏风散寒，清肺化痰

痰热壅肺证——清热解毒，宣肺化痰

痰浊阻肺证——燥湿化痰，宣降肺气

肺脾气虚证——补肺健脾，益气固卫

气阴两虚证——益气养阴，润肺化痰

热陷心包证——清心凉营，豁痰开窍

邪陷正脱证——益气救阴，回阳固脱

但是临床中实际存在的类型远比上述复杂。不同病原微生物导致的症状会有所差别，因此在中医病机的认识上也不尽相同，例如对于支原体等常见病原微生物导致的肺炎，都有针对性的中医药治疗方案。

中医在实际诊疗中，非常看重患者的症状表现，不同的症状表现提示患者处于不同的状态，医生会给予相应的个体化治疗，也就是说每个患者的处方都是因人而异的。市售的中成药可能只适用于某些类型的患者，因此大家在使用这些中成药时一定要遵医嘱，不要盲目自行使用，以免延误病情。

（梁瑞　商潋瀚　王泽怡　刘泽宇　余中光）

032

痛定思痛，怎么能够不患肺炎

如何能够不患肺炎

通过采取适当的预防措施，是可以降低肺炎发生率的。肺炎预防对于个人及整个社会都具有重要影响。

预防肺炎的主要措施

在生活方式上，需要保持良好的卫生习惯，如勤洗手、避免用手频繁触摸面部；避免随地吐痰以减少病原微生物传播；佩戴口罩以减少病原微生物接触，尤其是在公共场所、密闭拥挤环境；定期保持室内通风也是重要的预防方式。同时注意御寒保暖、戒烟戒酒，保持均衡饮食、适度运动、充足睡眠。

接种疫苗是预防肺炎和降低疾病严重程度的有力武器。在医生建议下接种各种疫苗（如流感疫苗、肺炎球菌疫苗）。尤其是对于儿童、老年人、有慢性合并症或免疫力较差的人群，疫苗接种更加重要。

当家庭成员出现肺炎患者后，应尽早就医，并采取适当的隔离措施，避免病原微生物的传播。希望通过科学的预防措施减少疾病的发生和保护呼吸道健康。

（刘东）

033

肺炎有哪些流行病学特点

对于一种传染性疾病而言，通常关注其三要素。

1. **传染源**　是指已经被感染的患者。有时无症状的感染者也可能成为传染源，难以及时被诊断和隔离，容易造成社区中传染源的积累，导致控制疾病传播的难度增大。

2. **传播途径**

空气传播：呼吸道飞沫传播是肺炎传播的主要方式。病原微生物通过患者咳嗽、打喷嚏、谈话时产生的飞沫进行传播，易感者吸入后导致感染。

接触传播：病原微生物通过感染者的呼吸道分泌物、血液甚至粪便进行传播，易感者接触后导致感染。其中包括间接接触传播，即含有病毒的飞沫沉积在物品表面，接触污染手后，再接触口腔、鼻腔、眼睛等黏膜导致感染。

气溶胶传播：是指飞沫在空气悬浮过程中失去水分，而剩下的蛋白质和病原微生物组成的核形成飞沫核，通过气溶胶的形式漂浮至远处，造成远距离的传播。往往在密闭、通风不良的环境下气溶胶更容易形成。

3. 易感人群 儿童和老年人；慢性疾病患者（如患有哮喘、糖尿病、心脏病等基础疾病的人）；吸烟者；免疫力低下者等。

（王泽怡）

034

哪些人更容易患肺炎

对于不同人群，发生肺炎的风险并不相同，了解肺炎的易感人群以及如何提高免疫力，是预防疾病的关键。

从年龄角度划分，肺炎主要好发于儿童及老年人群，他们的免疫系统发育尚未成熟，或是免疫力随年龄增长而减弱。

从人体自身免疫状态角度划分，肺炎好发于免疫功能受损的人群，有些人因自身疾病会长期服用相关药物（如糖皮质激素、免疫抑制剂）从而影响免疫功能。

患有慢性疾病者也是肺炎的易感人群，心血管疾病、糖尿病、慢性呼吸道疾病等均是肺炎的易感人群。

日常生活环境以及生活习惯也是一大因素。长期处在医疗机构与病原微生物接触的人、有吸烟习惯的人较容易发生肺炎，长期生活在养老院的老人也属于易感人群。

对于易感人群应提高自身防控意识，采取科学的防控措施，如保持健康的心态和生活习惯、做好个人防护、接种疫苗等。

【小知识】

易感人群是指对某种病因缺乏足够抵抗力的人群。暴露于这种病因后，这类人群更容易患病。

免疫力是指免疫系统进行免疫应答的能力。儿童及老年人群免疫力低下，较容易感染后发生肺炎。

（张榕凌）

035

所有的细菌都会导致疾病吗

并非所有细菌都会引起疾病。实际上，在正常情况下，一部分细菌对维系身体稳态还发挥着重要作用。

那些能够引起人体疾病的细菌称为致病菌或病原菌，进一步还可以分为两类。

1. **绝对致病菌**　就像它的名字一样，只要出现就代表会引起疾病，这类细菌的常见代表有结核分枝杆菌、荚膜组织胞浆菌等。

2. **机会致病菌**　在一定条件下（*如免疫功能受损*），原来不致病的正常菌群中的部分细菌，也会成为致病菌，如葡萄球菌、厌氧菌等。在平时，这些微生物可以安安稳稳，甚至发挥一些有益的作用。但当条件成熟，它们的"另一面"就会显露，从而引起疾病。

绝对致病菌与机会致病菌，主要的区别在于细菌毒力不同，也就是感染后的危害不同。区分这两类病原微生物，对于正确解读微生物报告也有帮助。如果检出了绝对致病菌，那么即使菌量少也会认为是致病微生物；相反，如果是机会致病菌，或者是定植微生物，那么就需要结合患者的免疫状态进行综合判断。

【小故事】

军团菌肺炎是一种由军团菌引发的严重的呼吸道疾病，该病首次暴发是在1976年的美国费城退伍军人大会上，由此得名。军团菌在自然界广泛存在，大多数人在暴露后没有被感染。感染本病主要为老年人群、患有慢性肺部疾病者、免疫功能低下者。

（张榕凌）

036

肺炎的微生物，源头在哪里

人类和其他生物共同组成一个生态系统，其中微生物的种类远比动植物丰富得多。这些微生物在水、土壤、植被等一切有机环境中存在，动物和人类的身体表面、消化道等处也存在大量微生物。一般情况下，自然界中能直接感染人类的病原种类并不多，其中主要是动物来源的病原微生物传染给人类，导致疾病发生。

但有如下情况发生，这些微生物就会导致肺炎。

1. 吸入外界致病微生物 吸入含有病原微生物的飞沫、气溶胶等，并在肺部繁殖进而引起感染。这些病原微生物可能由于致病力太强，人体无法与其共生或允许其定植。一旦吸入肺部，人体免疫细胞就会清除它们，如结核分枝杆菌等。

2. 定植菌移位到无菌部位 与外界接触的器官定植菌发生迁移，进入无菌或相对无菌的器官或组织，也会引起感染。如醉酒后吞咽反射下降，吸入口水进入肺部，可能会引起肺脓肿。肺部是相对无菌的脏器，但口腔内存在大量细菌，如果大量吸入肺部就会导致肺炎。

3. 机体免疫功能低下，定植菌稳态失衡　人体呼吸道内也定植了一定量的细菌，免疫功能下降或病毒感染引起呼吸道屏障功能破坏时，部分细菌就会大量生长，呼吸道微生态平衡被打破，从而引起肺炎。这是较为常见的引起免疫功能低下或老年人发生肺炎的原因。

认识三种导致肺炎的机制，其相应的微生物源头也就明确了，这是医生在不知道感染病原情况下，经验性使用抗菌药物的理论依据。

【小故事】

患者小丁因发热、头痛就医，入院行胸部CT检查发现多发空洞，支气管肺泡灌洗留取病原明确为新型隐球菌感染。追问小丁得知，他家里养了十几只鸽子。新型隐球菌是一种常见的酵母菌，常在鸽子粪便中被检出。

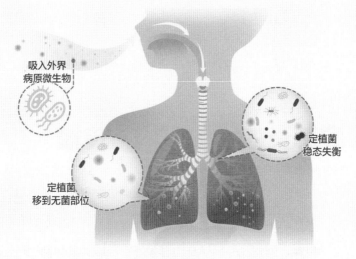

肺炎发生的原因

【小知识】

　　人体表面、消化道、呼吸道、生殖道等与外界相通的脏器都存在大量细菌和部分真菌定植（可以简单理解为始终存在）。部分定植菌与人体共生，产生一些化学物质可以维持该部位微生物的稳态，也是保证正常生理功能的重要基础。

（王业明）

037

导致肺炎的微生物如何传播

肺炎发生的三种机制分别为微生物吸入、迁移和微生态紊乱。其中，后两种机制很少会引起人和人之间的传播。例如我们听闻身边有人患了流感病毒肺炎，马上就会敬而远之；而如果听闻是患了普通细菌性肺炎，却很少听说过传染给家里人。这样的经验也告诉我们，肺炎只有在一些情况下才会发生传播。

哪些肺炎微生物会传播

主要是呼吸道病毒（如流感病毒、呼吸道合胞病毒等）在人与人之间发生传播，也会有少许细菌，如结核分枝杆菌和鼠疫耶尔森菌。大部分细菌导致的肺炎不会引起人和人之间的传播。

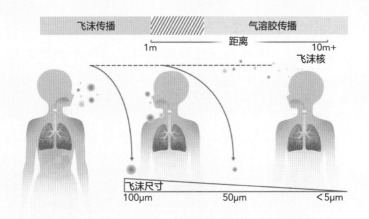

飞沫与气溶胶传播示意图

肺炎微生物是如何传播的

　　病原微生物在外界环境生存时间较短，因此从感染者体内排出的病原需要依托媒介延长生存时间，从而传播给下一接触者。感染呼吸道病原微生物的个人可以在呼吸、说话、唱歌、随地吐痰、咳嗽或打喷嚏时，通过口鼻产生并排出含有病原微生物的传染性颗粒，世界卫生组织将其定义为传染性呼吸道颗粒物（infectious respiratory particles，IRP）。

这些传染性呼吸道颗粒物的分布依从流体动力学的物理规律。颗粒较大（直径50～100微米）称为飞沫，传播范围仅为1～2米；颗粒较小（尤其是直径5微米以下）称为气溶胶，可以随着空间分布的气流飘散，传播范围较广。当我们呼气或咳嗽时，含有病毒水蒸气的颗粒会散落到衣被等物品，使其成为传染物。感染者在咳嗽或打喷嚏时用手遮挡，手的表面也会沾染病原微生物；如果再触摸其他物品，也会使其成为传染物。

　　根据上述几种场景，如果传染性呼吸道颗粒物被直接吸入发生感染，称为空气传播或吸入传播。空气传播的距离取决于各种因素（颗粒大小、气流、湿度、温度、通风等）。颗粒较大的传播范围较小，多发生在密切接触者，如家庭传播的场景。

　　感染者含有病毒的呼出气直接沉积在另一个人口鼻或眼睛上，然后进入人类呼吸系统并可能导致感染的情况，称为直接沉积。而接触者手触碰传染物后，手触碰口鼻处被感染的情况，称为接触传播。

　　可见，预防吸入性的传染性疾病，需要做好通风、保持手卫生，以起到切断传播途径，预防传播的目的。

（王业明）

038

如何防控肺炎传播

为了保护自己和他人免受肺炎的侵害，掌握一些基本的防控原则是至关重要的。

那么，什么是肺炎的防控呢?

简单来说，就是针对前文提到的对由细菌、病毒、真菌等微生物感染引起的感染性肺炎的预防和控制措施，具体包括以下几点。

1. **控制传染源** 隔离和治疗肺炎患者，及无症状感染者。动物也可能成为传染源。避免去疫区或在疫区长时间停留。

2. **切断传播途径** 加强环境卫生和个人卫生防护，养成勤洗手、正确佩戴口罩、注意手部卫生、保持社交距离、定期通风、进行清洁消毒、采取分餐制的习惯，避免前往拥挤和人员密集的场所，养成健康的生活方式。

3. **保护易感人群** 培养良好的卫生习惯和健康的生活方式，倡导绿色环保，保持均衡饮食、充足睡眠、适

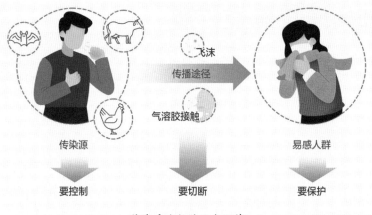

传染源　　　　　　　　　　　　　　　易感人群

要控制　　　　　　要切断　　　　　　要保护

传染病流行的三个环节

量运动、减少压力。积极进行个人健康监测，如出现发热、咳嗽等症状，应及时佩戴口罩并就近就医。

　　以上内容将在"第六部分　感染控制"中详细探讨，帮助你真正实现科学防控。

（蒲丹妮）

039

什么是肺炎的三级预防

读到这里，相信大家已经对肺炎的各方面有了基础的了解。在与肺炎的拉锯战中，尽管我们的软件和硬件水平日新月异，但治病永远不如治未病。

与心肌梗死、脑卒中等疾病类似，面对肺炎最有效的措施就是预防。同样的，预防也不单单指不患肺炎，而是穿插在肺炎的"防、诊、治"全程之中，我们称之为"三级预防体系"。

其实就是守住疾病发生发展过程的三关：致病因素（病因学预防——一级预防），早期诊断（发病学预防——二级预防）以及疾病的进程与康复（临床预防——三级预防）。而我们普通人需要做的，则是把守第一关——卫生保健，协防第二关——早期诊治。

第一关，一级预防。

守好第一关的关键在于内外兼修，攘外安内。这里的"外"便是感染控制措施，如在流行季节和流行地区佩

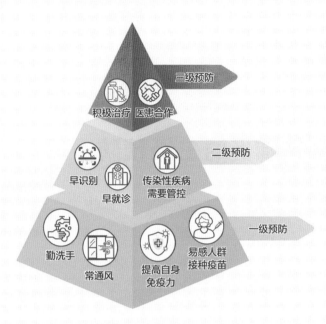

内の図内の文字:
三级预防
积极治疗　医患合作
二级预防
早识别　早就诊　传染性疾病需要管控
一级预防
勤洗手　常通风　提高自身免疫力　易感人群接种疫苗

肺炎的"三级预防金字塔"

戴口罩、接触易感人群时做好手卫生，以及遵守大流行时期的特殊防控措施等。而"内"指的是提高自身免疫力、接种疫苗、合理营养以及必要的保健。守住这一关，就可以做到健康无疾。

第二关，早期诊断（二级预防）。

第二关需要我们和医生齐心协力。尽管大家不具备准确诊断肺炎的条件，但通过上文的介绍，对于简易的肺炎的早期识别，大家肯定已经初步掌握。就像在脑梗死溶栓黄金期内治疗可以挽救更多患者的生命、遗留更少功能残疾一样，及时就医，将肺炎控制在早期。

第三关，减轻疾病影响，加速康复（三级预防），同样对病情有极大帮助。

同时，对于传染性肺炎，越快得到诊治，并在就诊过程中做好个人防护，扩散的概率和规模就越小，易感人群也能得到最大程度的保护。因此，守好第二关，早期诊治，利己利人。

在肺炎的"防、诊、治"过程中，普通人和医生扮演着同样重要的角色。而要达到患病最少、疾病影响最小，日常保健、早期识别和就诊以及必要的传染病防控就必不可少，需要成为日常健康理念的一部分。

（顾思维　蔡莹莹）

第二部分

引起肺炎的元凶

040

正常菌群：细菌也有正常的

一提到微生物，相信很多人都是讨厌、憎恶、反感的，因为它是多种疾病的根源，让人们的生活质量下降，危害生命健康。

但是，所有的事物都有两面性，人类发展至今，在很多方面是离不开微生物的。

在人的皮肤表面、黏膜和外界相同的腔道，都有微生物的存在，它们和人类相互依存，相互制约，形成一种平衡的微生物群体，称为正常菌群。

在正常情况下，正常菌群对人类没有害处，还有很多好处，例如肠道菌群中的益生菌，可以帮助人类加快营养物质的吸收；在皮肤表面寄生的微生物，可以形成生物屏障，抵抗致病微生物的入侵。对呼吸道而言，也有定植的正常菌群，即便是以前认为无菌状态的下呼吸道也是如此，只不过它们的作用还没有被我们完全研究理解。

但是，当我们缺少锻炼，身体素质下降，机体免疫降低的时候，正常菌群也就不正常了，它们会变成致病菌，给我们的身体带来沉重的影响和负担。

结合上文了解的知识，我们换一种角度看感染，不是所有的病原微生物都会导致感染，也并不是所有病原微生物感染后就会导致人体生病。我们的机体可没有那么脆弱，机体的免疫系统就是我们的保护屏障，可以识别杀死病原微生物，让我们健康快乐地成长；还可以自我修复和自我提高，下次面对病原微生物会展现出强大的抵抗力，保护人体不受侵害。

所以，提高免疫力，是减少生病、提高健康生活质量的有效手段。少熬夜、均衡营养，加油锻炼起来吧。

（樊轩扬）

041

常见的导致肺炎的细菌有哪些

细菌有很多种类，并且各有各的特点。从分类上来说，通常根据革兰氏染色的结果将细菌分成两大类：革兰氏阳性菌和革兰氏阴性菌。

那么，革兰氏染色是什么呢?

革兰氏染色就是一位叫革兰（Hans Christian Gram）的丹麦细菌学家于1884年发明的细菌染色方法。染色后变成紫色的细菌被称为革兰氏阳性菌，而被染色后变成红色的细菌被称为革兰氏阴性菌。

两类细菌的主要区别就在于它们的细胞壁，革兰氏阳性菌具有厚厚的细胞壁，多层肽聚糖相互交联成网状，能够被结晶紫染色且不能被酒精脱色，因此染色后为紫色。相反，革兰氏阴性菌的细胞壁较薄，在酒精脱色后紫色消失，红色染料复染后表现为淡淡的红色。

根据革兰氏染色的结果，再加上细菌在显微镜下呈现的形态（如球状、杆状，是否成链、成堆等），就可

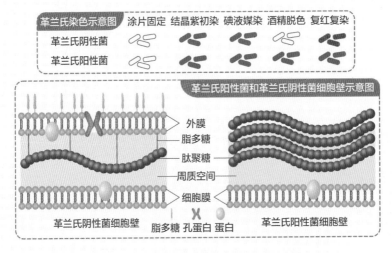

革兰氏染色示意图

以对细菌的种类进行初步的判断，从而指导临床的初步经验性治疗。

常见导致肺炎的革兰氏阳性菌包括葡萄球菌（金黄色葡萄球菌）、链球菌（肺炎链球菌）等。常见导致肺炎的革兰氏阴性菌包括流感嗜血杆菌、卡他莫拉菌、嗜肺军团菌、肺炎克雷伯菌、铜绿假单胞菌、鲍曼不动杆菌等。在后面的内容中，我们将对这些细菌一一进行讨论。

（赵建康）

042

肺炎链球菌: 直接冠以肺炎的名号, 有什么特殊之处

对于肺炎链球菌 (*Streptococcus pneumoniae*), 你可能并不陌生。高中生物课本中学过, 弗雷德里克·格里菲斯 (Frederick Griffith) 的肺炎双球菌转化实验, 为证明DNA是遗传物质提供了关键证据。在实验中, 若将活的无毒的肺炎双球菌 (R型) 和加热致死的有毒的肺炎双球菌 (S型) 混合后注入健康小鼠体内, 小鼠会死亡, 并能从该小鼠体内提取到活的S型肺炎双球菌。

没错! 这里的肺炎双球菌, 就是后来命名的肺炎链球菌, 也被直接称为 "肺炎球菌"。

肺炎链球菌是一种革兰氏阳性球菌, 显微镜下呈矛头状 (球形), 宽端相对, 尖端向背, 成对或成短链排列 (因此得名链球菌), 多具有荚膜。在培养皿上, 形成灰色、圆形、扁平、中间脐窝状的菌落, 能够与其他链球菌进行有效区分。

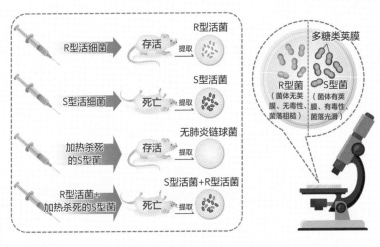

肺炎链球菌

那么，为什么会叫肺炎链球菌呢？

肺炎链球菌是最常见的导致肺炎的病原微生物。但是，如果是上呼吸道标本（如鼻咽拭子）检出肺炎链球菌阳性，需要治疗吗？

不一定!

肺炎链球菌常在鼻咽部定植，许多人为无症状携带者。导致肺炎的原因，可能是在免疫力下降时肺炎链球菌突破呼吸道防线，进入下呼吸道所致。

肺炎链球菌主要通过飞沫传播，能够引起肺炎、鼻窦炎、中耳炎、脑膜炎等疾病，尤其对于儿童、老年人和免疫功能较弱的人群危害更大。

为此，我国上市了13价和23价肺炎链球菌疫苗，用于预防高危人群感染。

肺炎链球菌的致病性与其荚膜多糖抗原的血清型有关，目前已发现超过90种血清型，但是致病的只有少数种类。疫苗中的"几价"指的就是可以防范几种血清型的肺炎链球菌。

接种疫苗后是否就不会被肺炎链球菌感染了？

不是的！如前所述，疫苗只覆盖了部分血清型的菌株，对其他血清型没有免疫力。

（赵建康）

043

流感嗜血杆菌与流感有什么关系

故事的主角并非流感病毒，而是在1892年由科学家理查德·费佛（Richard Pfeiffe）发现，并一度被误解为流感病因的流感嗜血杆菌（*Haemophilus influenzae*）。它之所以得此"嗜血"之名，是因为其在实验室培养时对血液成分有着特殊的依赖。

直到1933年，随着流感病毒的真实面貌被揭开，人们才恍然大悟：原来流感嗜血杆菌并不是引发流感的元凶，而更像是个在流感病毒肆虐时趁机侵入人体、导致继发感染的投机分子。

流感嗜血杆菌隶属于嗜血杆菌家族，属于革兰氏阴性菌，偶尔还会变身成双球体或短丝状。它偏爱巧克力平板培养基，短短一晚便能筑起一片片水灵饱满的圆形小菌落。

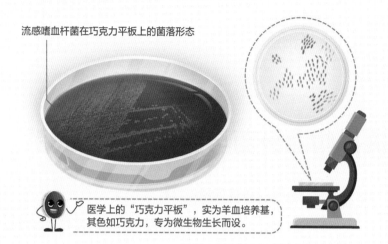

流感嗜血杆菌在巧克力平板上的菌落形态

医学上的"巧克力平板",实为羊血培养基,其色如巧克力,专为微生物生长而设。

流感嗜血杆菌

更令人称奇的是,当与金黄色葡萄球菌共同生长时,它的菌落大小会发生类似卫星围绕行星的独特变化,这种现象就是著名的"卫星现象"。

流感嗜血杆菌是个善于潜伏的呼吸道隐身者。其传播途径主要依靠咳嗽、喷嚏产生的飞沫扩散,或是通过儿童共用玩具等方式在人群中蔓延。尤其在人体呼吸道防御系统疲弱之际,例如继发于流感或其他上呼吸道感染后,流感嗜血杆菌便悄然出击,从鼻咽部位伺机进入血液循环,导致全身范围内的严重感染,可能引致一系列致命性疾病,如细菌性肺炎、脑膜炎和会厌炎等,以社区获得性感染为主。

值得注意的是，婴幼儿群体对于流感嗜血杆菌的抵抗力尤为薄弱，尤其是在疫苗尚未广泛使用的地区，超过半数的侵袭性病例发生在1岁以内的婴儿中。

应该如何预防呢？

目前，接种疫苗被普遍认为是一种非常有效的公共卫生干预措施。在将流感嗜血杆菌疫苗纳入国家免疫规划的国家中，侵袭性流感嗜血杆菌疾病发病率显著降低。

总之，流感嗜血杆菌虽非流感元凶，却也不容小觑。值得庆幸的是，它可防可控，尤其需要为儿童及免疫功能低下群体强化预防举措，保障其健康安全。

（丁奇）

044

肺炎克雷伯菌，沉默的杀手

肺炎克雷伯菌（*Klebsiella pneumoniae*）的名字来源于德国微生物学家艾德温·克雷伯（Edwin Klebs）。1875年他首次在肺炎患者的呼吸道中发现了细菌，之后这种细菌被命名为克雷伯菌。革兰氏染色法在发明之初，就是被用来分辨肺炎链球菌（革兰氏阳性）与克雷伯菌（革兰氏阴性），可见肺炎克雷伯菌在导致肺炎的细菌性病原微生物中的地位。

肺炎克雷伯菌是肠杆菌科中的"大哥大"，常常以粗短杆状呈现在显微镜下，有点像《摔跤吧！爸爸》里面那个摔跤训练用的粗木棍！它虽然没有芽孢和鞭毛，但是表面包裹着厚厚的荚膜多糖，就像是冬天穿着的一件厚棉袄，抵抗着抗生素的侵入！同时它还有O抗原和K抗原，也就是常说的菌体抗原和荚膜抗原，我们可以以其荚膜抗原的不同对其进行初步分型。

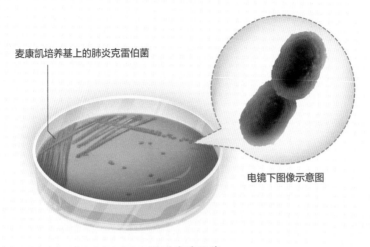

麦康凯培养基上的肺炎克雷伯菌

电镜下图像示意图

肺炎克雷伯菌

肺炎克雷伯菌对营养要求不高，就像是个"吃货"一样，随便找个普通琼脂培养基，就能长出一个灰白色黏液状的大菌落！用接种环挑取时，它还会被拉成丝，有点像拉面的感觉！

肺炎克雷伯菌平时喜欢在人体的上呼吸道和肠道潜伏，是个常见的机会致病菌，在人体免疫力降低时突然袭击，淋雨就是导致肺炎克雷伯菌肺炎的常见诱发因素。这类肺炎的主要症状是发热和畏寒，由于咳嗽，可能还会引起胸部不适、呼吸急促、疲倦等症状。如果疾病已经蔓延，可能还会遇到一些其他典型临床表现，如咳嗽时痰液浓稠、带血，通常被称为"砖红色胶冻痰"。另外，肺炎克雷伯菌还可以引发腹腔内感染、脓毒症/菌血症及其他化脓性炎症（肝脓肿等），甚至还能传播到眼睛、脑和尿道里，可以说是名副其实的"全方位杀手"！

　　肺炎克雷伯菌被发现近150年来，人与肺炎克雷伯菌的斗争，也可以说是人与自然斗争的缩影。人类不断地研发出新的抗生素来对付它，包括第一代至第四代头孢菌素，广谱青霉素，氨基糖苷类、喹诺酮类、碳青霉烯类和单环 β-内酰胺类等抗生素，但它总会运用更多手段，以各式各样的方式进化出耐药菌株来应对人类对它的杀灭。

（蒲丹妮　李博文）

045

嗜肺军团菌，
细菌也能组成军团吗

1976年夏天，美国费城发生了一起公共卫生事件。其背景本是一场普通的退伍军人年度集会。然而，在集会结束后，参会的老兵们陆续出现了犹如被隐形敌人突袭的症状：胸痛，如战鼓轰鸣，高热，似烽火连天，还有那仿佛灌了铅的胸腔积液，让人不由得想起战争中的硝烟弥漫。

这场健康危机最终波及总数超过200人，其中34位不幸离世，因其多数为退役军人群体，这场疾病戏剧性地被称为"军团病"，或称为"退伍军人症"。美国疾病控制与预防中心经过一系列调查工作，终于在1977年初成功找出了幕后黑手——嗜肺军团菌（*Legionella pneumophila*）。

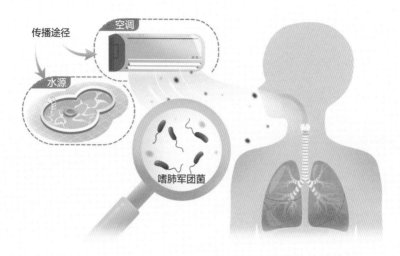

传播途径

空调

水源

嗜肺军团菌

嗜肺军团菌

　　嗜肺军团菌偏好隐藏于土壤和积水之中，尤其擅长潜伏于大型空调系统的冷却水塔中，借助气溶胶播散，悄无声息间经由呼吸道入侵人体，进而引发感染。如果温泉、泳池等水源区域用水维护不当，或是空调系统没有及时清洁，也可能沦为嗜肺军团菌的温床。嗜肺军团菌通常在侵入人体2～14天后发病，其病象与肺炎相似，除了发热、干咳和呼吸困难等典型体征，还可能伴随头痛、肌痛及腹泻等多种不适。

在临床实践中，军团菌病依据其临床表现差异被分为两大类型：一是肺炎型，作为社区获得性肺炎之一，以急性下呼吸道严重感染为特征，病情严峻，难以自愈，其病死率为15%～30%；二是庞蒂亚克热型，代表了非肺炎型的轻型军团菌感染情形，症状温和，近乎感冒，大多数患者能够在短期内自愈。

如何有效抵御这位无形的健康劲敌？

关键在于构建全面的防护体系。首先，严格执行家庭和公共场所中空调系统的定期维护工作，杜绝其成为军团菌滋生的温床。其次，温泉、泳池等亲水区域必须严守水质卫生标准，防止军团菌的污染。

（丁奇）

046

金黄色葡萄球菌，
为什么"惹不起"

金黄色葡萄球菌（*Staphylococcus aureus*），是临床常见的机会致病菌。它可以定植在人的鼻腔、口腔等部位，是肺炎和呼吸道感染、菌血症的主要病原微生物。虽然通过抗感染治疗可以将它清除，但是它似乎总是能卷土重来，并且通过产生和分泌各种毒素造成组织化脓和破坏。近年来各种耐药细菌的出现更是让金黄色葡萄球菌成为"惹不起"的细菌代表。

葡萄球菌是革兰氏阳性球菌，在显微镜下成堆排列，形似一串葡萄，因此得名。金黄色葡萄球菌是葡萄球菌属中的一种，在良好的营养环境中，菌落会长成金黄色。如果在血平板上培养，周围还会产生一个透明的圈（β溶血环），像是在舞台上留下的璀璨光环。

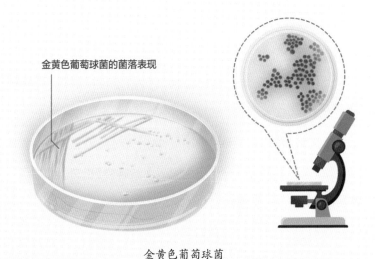

金黄色葡萄球菌的菌落表现

金黄色葡萄球菌

　　金黄色葡萄球菌通常存在于人的鼻腔，经过呼吸道进入肺部后引起肺炎。特别是在流感后，由于流感病毒破坏了呼吸道黏膜，给金黄色葡萄球菌肺部感染创造了可乘之机。

与肺炎链球菌不同，金黄色葡萄球菌在肺部主要引起化脓性感染，病理表现为小叶性肺炎。它的致病力强弱主要取决于产生的毒素和各种酶，会对肺组织造成破坏，形成小的脓腔。如果病情较重，金黄色葡萄球菌还可能引起血流感染。此外，它也是皮肤感染（如疖、痈）和骨髓感染的常见病原微生物，还可能造成食物中毒等。

近年来，由于抗生素的滥用，耐药的金黄色葡萄球菌不断出现。特别是在医院里，这些耐药的金黄色葡萄球菌成了感染的"头号常客"。如果金黄色葡萄球菌对于甲氧西林（青霉素类的一种）耐药，那么称之为耐甲氧西林金黄色葡萄球菌（MRSA），临床治疗相对困难，此时通常需要选择万古霉素等进行治疗。

（徐九洋　李博文）

047

百日咳，是否咳上百天才能康复

什么是百日咳？是不是真的要咳上百天才能康复？

百日咳是由百日咳鲍特菌（*Bordetella pertussis*）引起的一种小儿常见急性呼吸道传染病。

之所以得名百日咳，是因为这种疾病在发病初期表现为咳嗽发作，伴有鸡鸣样吸气吼声，每次咳嗽间隔较长，有时咳得喘不过气，给人一种百日不止的错觉。

因此，百日咳的名字更强调了该病在初期阶段咳嗽的频繁和剧烈，而非真实的持续百日。

百日咳通过飞沫传播，患者通过咳嗽或打喷嚏使百日咳鲍特菌传播到空气中，其他人吸入这些含有病原菌的空气后就有可能感染。

尽管它不像其他一些肺部感染性疾病那样严重，在初期可能被误认为普通感冒，但对于婴儿和年幼儿童来说，可能会带来一定的风险。

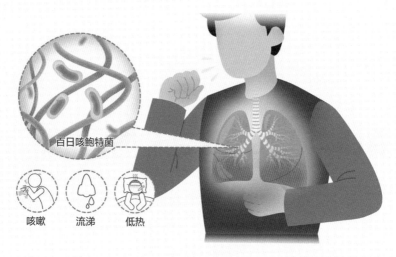

百日咳鲍特菌

咳嗽　　流涕　　低热

百日咳鲍特菌

　　预防百日咳的最好方法是接种百日咳疫苗，这一措施在防范儿童患病方面取得了显著的成效。百白破混合疫苗（百日咳、白喉、破伤风）是我国儿童计划免疫的一部分，在宝宝出生后第3个月开始接种，每月1针，共3针。

　　早期治疗的普及，也使百日咳的病程得以缩短和减轻，一般情况下不再需要持续百日即可康复。

（王柯）

048

白喉，消失了吗

白喉，这个名字曾在历史舞台上引起过大规模的疫情，给人类社会带来了严峻的考验。目前，白喉仍是我国法定的乙类传染病。

那么，白喉究竟是什么？它为何能够在历史中成为一个备受恐惧的名词呢？我们又该如何预防呢？

白喉是一种由白喉棒状杆菌（*Corynebacterium diphtheriae*）引起的急性呼吸道传染病。

这个名字的由来与患者患病时咽喉黏膜上形成的一层灰白色膜有关。

疾病主要表现为咽喉部膜性渗出物，伴有喉咙疼痛、发热、咳嗽和吞咽困难等症状，对儿童危害较大，甚至危及生命。

想象一下，那一层膜，灰白而附着在咽喉，就像是这场疾病的标志。

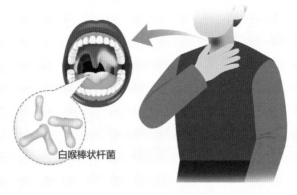

白喉棒状杆菌

白喉棒状杆菌

白喉棒状杆菌通过飞沫传播，感染患者的呼吸道、口腔和食管等部位。在没有疫苗前，白喉曾是全球儿童死亡的主要原因之一。

随着疫苗的推广，这一疾病的传播得到了控制，发病率和死亡率明显下降，在我国逐渐淡出了人们的视野。目前，国内常见的预防措施是接种百白破混合疫苗，此疫苗已经纳入儿童免疫程序。这种疫苗不仅可以有效预防白喉，还可以防护百日咳和破伤风，形成了一种全面的免疫防线。

但是，白喉并未完全消失，在一些白喉疫苗并未普及的非洲和东南亚地区，仍然有白喉病例报道。我国的白喉病例为个别散发状态，仍然需要进行监测和防控。

（王柯）

049

卡他莫拉菌，仅仅是卡他吗

卡他莫拉菌（*Moraxella catarrhalis*）过去一直被认为是上呼吸道常见定植菌，没有致病性。但近些年的研究发现，它不仅可以引起儿童和老年人的呼吸道感染，还与慢性阻塞性肺疾病具有相关性。

什么是卡他症状？

卡他（catarrh）是一个音译，没有中文字面上的意义，源于希腊语，意思是向下流淌，用于形容鼻塞流涕等，后来被引申用于上呼吸道感染引起的咳嗽、流涕、喷嚏、咽痛等症状。

那么，卡他莫拉菌，顾名思义，只是引起上呼吸道症状吗？

其实并不是这样。

卡他莫拉菌是一种革兰氏阴性菌，呈短杆状，有时也可能呈现出不规则的形态。卡他莫拉菌适宜生长于富含有机质的环境中，如水、土壤、植物表面，以及动物和人的消化道中。卡他莫拉菌是社区获得性肺炎的常见病原微生物，引起的肺炎症状通常包括咳嗽、发热和寒战、胸痛或胸闷、呼吸困难或气促，以及其他呼吸道感染症状，如咽喉痛、鼻塞等。

定植菌在一定情况下可引起感染，对于免疫系统受损人群（*如长期接受免疫抑制剂治疗的患者、艾滋病患者等*），长期使用呼吸机或长期住院的患者（*特别是在ICU中*），以及患有慢性疾病的患者（*如糖尿病、慢性肾脏病*），免疫功能较差的老年人等，容易感染卡他莫拉菌。

卡他莫拉菌通常对青霉素、阿莫西林是耐药的（*指微生物对抗生素等药物的耐受性*），因此需要选择头孢菌素、喹诺酮类等药物进行治疗。

（郭一凡）

050

纹带棒状杆菌，你听说过吗

你听说过纹带棒状杆菌（*Corynebacterium striatum*）吗？

与它的"大哥"白喉棒状杆菌相比，纹带棒状杆菌在微生物界确实不见经传。但近年来，纹带棒状杆菌引起的临床感染不断地增加，引起了医生们的关注。

纹带棒状杆菌与白喉棒状杆菌一样，都属于棒状杆菌家族。棒状杆菌，顾名思义，即在显微镜下表现出芽孢杆菌和球菌的杂交形态，具有凸起的杆状末端，表现出棒状结构。

棒状杆菌是皮肤组织定植菌的一部分，过去一直认为是血液和呼吸道样本的污染菌。但在1980年，美国科学家报告了第一例胸膜肺疾病患者感染纹带棒状杆菌的病例，临床医生才开始意识它与疾病的关系。

作为一种机会致病菌，纹带棒状杆菌除了可以正常定居在人体皮肤和鼻咽部等黏膜部位，还可以定植在假

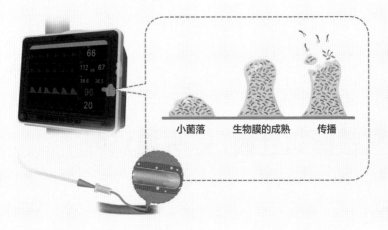

小菌落　　　　生物膜的成熟　　　　传播

生物膜示意图

体、导管、呼吸机及鼻饲管等医疗相关植入物表面。在人体患有基础疾病、免疫力低下或是接触有创治疗的情况下，纹带棒状杆菌会在机体进行黏附、侵入，形成生物膜，产生一系列的致病因子而导致感染。

　　纹带棒状杆菌拥有的最重要的致病机制是在不同的非生物表面形成生物膜，即在呼吸机等医疗器械侵入人体时发生感染，最常见的是呼吸系统感染，进而引发"肺炎"，也可引起菌血症、心内膜炎、脑膜炎及化脓性关节炎等。

（魏昭慧）

051

为什么感觉输液治疗支原体肺炎没有效果

说起微生物，大家最先想到的往往都是细菌和病毒，那么支原体又是什么？又是一个被冠以肺炎的病原微生物，它有什么特点？

学过生物学都应该知道，病毒是没有细胞结构的，它就是一段遗传物质加一层蛋白质外壳。而细菌至少具有细胞结构，有细胞壁。支原体也有像细菌一样的细胞结构，但没有细胞壁，简单来说就是忘记长细胞壁的细菌。所以说，支原体本质上也是一种细菌。

支原体的个头要比细菌小，是可以独立存活的最小的微生物，因此无法使用光学显微镜来观察。它能在没有生命的人工培养基上生长繁殖，尽管能够培养，但普通的细菌15分钟就可以繁殖一代，肺炎支原体需要1~6小时才繁殖一代。这种苛刻的培养条件和缓慢的生长速度令广大临床医生们深感无奈。

支原体分为很多种，能引起人类感染、比较常见的一种是肺炎支原体（*Mycoplasma pneumoniae*）。

为什么叫肺炎支原体呢？

因为它一端有一种特殊的末端结构，能使支原体黏附在呼吸道黏膜上皮细胞表面，引起肺部感染，因此被称为肺炎支原体。

肺炎支原体一般通过呼吸道飞沫来实现人与人之间的传播，人暴露于肺炎支原体后，一般不会立刻发病，有2~3周的潜伏期。

肺炎支原体感染后大多数患者只有轻微上呼吸道症状，严重者则可能患上肺炎，也就是支原体肺炎。支原体肺炎属于细菌性肺炎的一种，但临床表现和治疗方式与典型的细菌性肺炎有所不同，主要发生在儿童和青少年。

肺炎支原体的抗生素耐药问题是临床治疗中的一个难点。通常支原体感染选择大环内酯类药物（如红霉素、阿奇霉素）进行治疗，但我国的数据表明，支原体对于红霉素类的耐药率高达90%以上，建议更换为四环素类、喹诺酮类药物治疗。对于儿童来说，四环素类、喹诺酮类药物（如左氧氟沙星）有可能造成生长发育问题，因此使用时有年龄限制，这也是许多儿童支原体肺炎使用大环内酯类抗生素输液治疗无效的原因。

（魏昭慧）

052

家里养了鹦鹉，会得鹦鹉热吗

在聊鹦鹉热之前，先说说导致鹦鹉热的微生物——衣原体。如果说大家对支原体还略有耳闻，那么对衣原体应该会感到有些陌生了。

衣原体是一种专性细胞内寄生物，也就是说，支原体要想活下来，必须得找一个细胞当作自己家。这听起来是不是有病毒的感觉了？但其实衣原体具有细胞结构，也是细菌的一种。

肺炎衣原体感染属于呼吸道传染病。人们通过咳嗽或打喷嚏传播肺炎衣原体，从而产生含有细菌的呼吸道飞沫。如果人们吸入或触摸带有患者飞沫的东西，或是直接触摸他们的嘴或鼻子，就有可能生病。最突出的就是引起急性或慢性支气管炎和肺炎。此外，还与中耳炎、慢性阻塞性肺部疾病、动脉粥样硬化，以及哮喘有关。

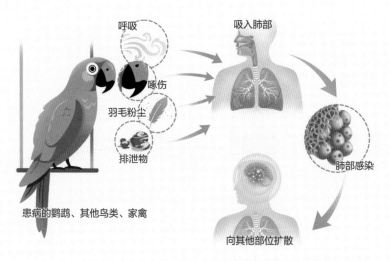

呼吸

啄伤

羽毛粉尘

排泄物

吸入肺部

肺部感染

向其他部位扩散

患病的鹦鹉、其他鸟类、家禽

鹦鹉热衣原体

　　目前，肺炎衣原体已经成为引起社区获得性肺炎的主要病原微生物，与嗜肺军团菌和肺炎支原体一起成为社区获得性肺炎的三种非典型病原体，占社区获得性肺炎的10%～20%。由于肺炎衣原体引起的肺炎往往不具有特异的临床表现，通常难以诊断。

　　鹦鹉热衣原体（*Chlamydia psittaci*），顾名思义，最早是在鹦鹉身上发现的。鹦鹉热衣原体可以在鸟类和哺乳动物之间传播。

当人们吸入被感染鸟的呼吸道分泌物或粪便污染的灰尘，或者接触携带鹦鹉热衣原体者的飞沫时，往往会引起一种叫"鹦鹉热"的疾病，鸟类和人类被感染后一开始会出现流感样症状，进而发展为危及生命的肺炎。随着人类养殖宠物鸟禽类数量的不断增多，对鹦鹉热的报道也呈逐年上升趋势。

所有年龄段的人都可能患上鹦鹉热，但在成年人中更常见。与宠物鸟类和家禽接触的人，包括从事鸟类相关职业的人，都是鹦鹉热的易感人群。可以说，鹦鹉热衣原体感染是禽类饲养、贩卖和屠宰者的"职业病"。

要想预防鹦鹉热，一个重要方面是控制鸟类的感染。如果有家养宠物鸟类、家禽或与宠物鸟类或家禽打交道，那么在处理和清洁鸟笼时要谨慎操作、注意消毒。另外，在接触鸟类或其粪便后，记得用流动水和肥皂彻底洗手。

【小知识】

肺炎衣原体（*Chlamydia pneumonia*）是衣原体家族中引起人类呼吸道感染的三兄弟之一，另外两个分别是鹦鹉热衣原体和沙眼衣原体。其中肺炎衣原体和鹦鹉热衣原体可引起成人呼吸道感染，沙眼衣原体主要在儿童中引起肺炎。

【Q&A】

Q: 如果家里养了鹦鹉，有多大的概率感染鹦鹉热衣原体?

A: 我们在家中饲养的宠物鸟由于长时间生活在相对封闭的家庭环境中，与外部环境接触较少，从而减少了它们接触传染源的机会，一般不会携带引起鹦鹉热的衣原体。如果平时再注意卫生清洁，将大大降低感染风险。

Q: 只有养鹦鹉才可能患鹦鹉热吗?

A: 不是的。包括鹦鹉、长尾鹦鹉、相思鸟、金丝雀、鸽子、海鸥及其他鸟类，鸭等家禽也可成为鹦鹉热的传染源。另外，鹦鹉热患者咳出的痰也有传染性，所以患者也可以是传染源。

（魏昭慧）

053

分枝杆菌肺炎，是结核还是非结核

早在1882年，德国细菌学家罗伯特·科赫（Robert Koch）就发现了人类结核病的病原菌，并将其命名为结核分枝杆菌（*Mycobacterium tuberculosis*）。

与其他革兰氏阳性菌不同，结核分枝杆菌细胞壁内含有大量分枝菌酸，具有抗酸性。抗酸染色是区别分枝杆菌和其他细菌的重要方法，由德国的医生科学家保罗·埃利希（Paul Ehrlich）首先发明，同样为德国的细菌学家萋尔（Franz Ziehl）和尼尔森（Friedrich Neelsen）对其进行了改进，后称萋-尼氏抗酸染色。

染色时，细菌与苯酚复红结合后，如果能够抵抗盐酸乙醇的脱色作用，保持复红的红色，则为抗酸阳性。而不具抗酸作用的细菌则由第二染液亚甲蓝染成蓝色，称为抗酸阴性。

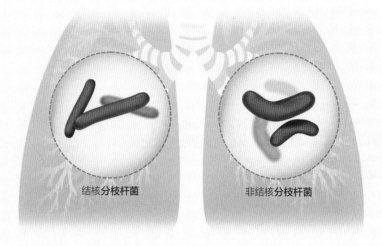

结核分枝杆菌与非结核分枝杆菌

结核分枝杆菌以飞沫传播为主，具有很强的致病性。它可以侵犯人体大部分组织和器官，以肺结核最为常见。咳嗽、咳痰、咯血或痰中带血是肺结核的主要症状。

结核病仍然是世界第二大单一传染源死因。但是，不要恐慌！结核病可防可治！患了结核病要早诊断、早治疗，绝大多数患者都可以治愈。

非结核分枝杆菌（non-tuberculosis mycobacteria，NTM）是结核分枝杆菌的近亲，是指除了结核分枝杆菌和麻风分枝杆菌以外的分枝杆菌。

迄今为止已发现的菌种数已超过190种。常见的菌种有鸟-胞内分枝杆菌复合群、堪萨斯分枝杆菌、脓肿分枝杆菌、偶发分枝杆菌、蟾分枝杆菌等，分布具有地区差异。

跟结核分枝杆菌一样，NTM抗酸染色阳性。

在形态上，多数NTM较结核分枝杆菌粗而长，弯曲度大。但有的菌种难以与结核分枝杆菌鉴别，需要用其他方法进行鉴定。

根据生长速度，NTM分为快生长型和慢生长型两大类。

NTM广泛存在于水、土壤、灰尘等自然环境中，人和动物均可感染。

庆幸的是，NTM的毒力较结核分枝杆菌弱，属机会致病菌。健康人的呼吸道可有某些类型NTM定植，长期无明显症状，或者仅有咳嗽、咳痰等症状。但如果存在易感因素，使宿主局部或全身免疫功能发生障碍则可引发感染。

非结核分枝杆菌病与结核病的临床症状和体征非常相似，但全身中毒症状较肺结核轻。非结核分枝杆菌病的治疗与肺结核不同，并且不同种类的NTM用药也不同。需要临床医生权衡利弊，综合判断是否治疗以及治疗方案。

（赵建康）

054

铜绿假单胞菌，是不是绿色的

听到"铜绿"是不是就猜到这是一种有颜色的细菌了呢?

没错，这个名字暴露了它的本色。铜绿假单胞菌(*Pseudomonas aeruginosa*)最早是在1882年从伤口脓液中分离的，因感染后的脓液等呈绿色，故此得名。

该菌种广泛存在于土壤、水以及我们的皮肤、肠道和呼吸道等部位。尽管它与人类接触密切，但它属于机会致病菌。在正常情况下，铜绿假单胞菌与其他正常菌群成员和机体之间相互制衡，使机体维持在一个良好的平衡状态。然而，当这种平衡被打破时，例如在患有血液病、恶性肿瘤等免疫功能低下的人群中，或是支气管扩张等肺部结构破坏的患者中，铜绿假单胞菌可能会引发感染，甚至是难以清除的持续感染。

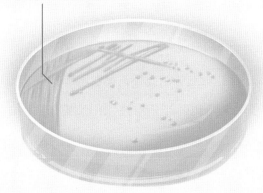
铜绿假单胞菌培养形态

铜绿假单胞菌

在医院获得性肺炎（hospital acquired pneumonia，HAP）中，铜绿假单胞菌是重要的感染病原微生物。对于需要住院的社区获得性肺炎（community acquired pneumonia，CAP），特别是需要住ICU的患者，一定需要考虑到铜绿假单胞菌，并选择相应能覆盖它的抗生素进行治疗。

除此之外，铜绿假单胞菌感染可以影响皮肤、泌尿道和伤口等多个部位，感染的症状取决于感染部位。例如皮肤感染常见红肿、疼痛、渗液、脓疱等；尿路感染常见尿频、尿急、尿痛、脓尿等；伤口感染常见红肿、渗液、脓疱等症状。

在治疗方面，由于铜绿假单胞菌对多种抗生素存在耐药性，因此，需要进行药敏试验以便选择有效的抗生素。常见用于治疗铜绿假单胞菌感染的抗生素包括大家熟知的环丙沙星、庆大霉素、头孢他啶等。此外，美罗培南、头孢吡肟、氨曲南、左氧氟沙星等也可用于治疗。治疗周期通常根据感染的严重程度和个体情况而定。严重的铜绿假单胞菌感染可能导致一系列并发症，包括脓毒症（血液感染）、关节感染等。而且，由于铜绿假单胞菌还会形成生物膜，造成单纯的药物治疗效果有限。尽早诊断和治疗是减少并发症发生的关键。

【小知识】

感染铜绿假单胞菌后脓液呈现铜绿色的原因，其实是由于其产生的代谢产物——绿脓菌素，这是一种蓝绿色的化合物。

（殷冠坤）

055

鲍曼不动杆菌：抗生素孕育出来的超级细菌

鲍曼不动杆菌（*Acinetobacter baumannii*）属于不动杆菌属，广泛存在于人类的皮肤、呼吸道、胃肠道及生殖道中，是构成人体正常微生物群的一部分，同时也是一种条件性致病菌。

鲍曼不动杆菌虽然在社区获得性肺炎（CAP）中较为罕见，但却是需要住院的患者，尤其是重症监护病房（ICU）患者中肺炎的首要致病菌。该菌种凭借其对干燥环境及常用消毒剂的极高耐受性，在医院环境中展现出极强的存活与传播能力。尤为值得关注的是，鲍曼不动杆菌能在干燥的物体表面上长时间保持活性，常规消毒措施往往仅能抑制其生长而无法杀灭，加之其对肥皂等清洁产品的耐受性高，使该菌成为医护人员手部、医疗设备及环境表面最常检出的革兰氏阴性杆菌。

感染鲍曼不动杆菌的高风险群体主要包括老年患者、患有严重基础疾病和免疫功能低下的个体，以及那些接受了各类侵入性操作（如气管插管）和长期暴露于广谱抗生素治疗的患者。

对于医疗工作者，尤其是在ICU工作的医师，鲍曼不动杆菌堪称一个棘手的病原微生物挑战。它的耐药性极其广泛，超级细菌的称号实至名归。治疗此类菌种感染时，医生常常不得不采取联合用药的策略，甚至在某些情况下，不得不选用价格不菲的新型抗生素，或一些副作用显著的药物，方能达到较为满意的疗效，这一现状无疑加剧了临床决策的复杂性和治疗成本。

（姜重阳）

056

嗜麦芽窄食单胞菌，对王牌抗生素天然耐药，怎么办

　　嗜麦芽窄食单胞菌（*Stenotrophomonas maltophilia*）是一种广泛存在于自然界和医院环境中的革兰氏阴性机会致病菌。

　　它可引起下呼吸道感染，主要是医院获得性肺炎。其借助生物被膜不仅可以黏附于医用材料（如气管插管），也可黏附于组织细胞上，长期定植于体内，是慢性感染反复发作的关键驱动因素。

　　特别需要指出的是，某些特定群体面临着更高的嗜麦芽窄食单胞菌下呼吸道感染风险，包括原有基础结构性肺病患者，呼吸衰竭和长期机械通气（1～2周）的患者，还有长期应用广谱抗生素的患者。

　　嗜麦芽窄食单胞菌因其固有的多重耐药性特征而成为广泛关注的焦点，尤其是它对被视为治疗革兰氏阴性杆菌感染的王牌药物——碳青霉烯类抗生素具有天然的

抗性。从另一个维度审视，该菌种引发的肺炎病例，实质上是历经广泛抗生素选择压力后的结果；在这一过程中，众多对碳青霉烯类敏感的细菌被逐一清除，为嗜麦芽窄食单胞菌在肺部环境中获得生长竞争优势创造了条件。

尽管如此，该菌种的直接致病潜力相对有限，通常情况下，一旦暂停使用碳青霉烯类药物，并转而采用敏感的替代性抗生素治疗，感染会迅速得到控制且病原微生物得到有效清除。

由于其对常用一线抗菌药物耐药率在不断升高，且耐药机制复杂，所以在临床上应加强对医疗器械的消毒，严格执行无菌操作规程，规范使用抗生素，从而降低患者感染该病原菌的风险。

【小知识】

无药可用怎么办

嗜麦芽窄食单胞菌是一种天然多重耐药菌，表现出对多种抗菌药物耐药。在传统抗菌药物失效的情况下，噬菌体疗法可能是一种潜在的替代治疗方案。

（姜重阳）

057

惠普尔养障体，无处不在的"罕见"

　　相信大家一定对接下来登场的主角感到非常陌生，它就是惠普尔养障体（*Tropheryma whipplei*）。它是一种革兰氏阳性放线菌，可导致一种少见疾病——惠普尔病。惠普尔病是一种多系统慢性传染病，以肠道发病为主。尽管该病症十分罕见，但现代科技手段检测的结果表明，惠普尔养障体在污水中存在，也可以在健康人中定植。

　　惠普尔病是一种肠道脂肪营养不良的病症，在使用抗生素成功治疗后，被认为由细菌引起。在通过对患者小肠活检标本进行分子测序后，发现并确认为致病菌，正式鉴定和命名为惠普尔养障体。其传播途径目前还不完全清楚，可能通过食物、水或空气中的微小粒子传染给人类。

　　惠普尔养障体急性感染通常表现为胃肠炎、发热、咳嗽等，大部分患者无须特殊处理就可以痊愈，少部分会表现为没有任何症状的携带状态，或者表现为慢性感染，如心内膜炎、关节炎等。经典惠普尔病罕见，特征为关节症状、慢性腹泻、吸收不良和体重减轻，其他多个器官系统也可受累，最主要累及中枢神经系统和心脏瓣膜。

既然是肠道疾病，那么它和肺炎有什么关系？

惠普尔养障体的感染通常涉及胃肠道，但也可能波及其他器官，目前已从十二指肠活检标本、脑脊液、心脏瓣膜、血液、关节液、粪便、唾液、皮肤和支气管肺泡灌洗液等标本中分离到惠普尔养障体。但肺部相关标本分离惠普尔养障体的报道较少，它是否可以引起肺炎还存在一定争议，尤其是在没有肠道表现的情况下。在患者免疫功能低下时，检测出惠普尔养障体可能有意义。因此，一旦检出惠普尔养障体，需要进行进一步检测，并综合判断。

惠普尔养障体很难在实验室中培养，革兰氏染色效果不佳，虽然其对过碘酸希夫染色反应敏感，但如果标本菌量低时，可能检测不出来。因此，常规检测方法不易检出惠普尔养障体，往往被临床忽视。目前，随着分子生物学技术的发展，通常使用定量聚合酶链式反应和/或宏基因组下一代测序方法完成对惠普尔病的筛查和确诊。

（殷冠坤　孙凌霄　王辉）

058

常见导致肺炎的病毒有哪些

导致肺炎的病毒有很多种，以流感病毒最为常见，其他为副流感病毒、腺病毒、呼吸道合胞病毒、人偏肺病毒、鼻病毒、冠状病毒和某些肠道病毒（如柯萨奇病毒、埃可病毒等），以及单纯疱疹病毒、水痘-带状疱疹病毒、风疹病毒、麻疹病毒等。免疫缺陷患者也可患巨细胞病毒肺炎。

病毒性肺炎临床表现一般较轻，可以有发热、咳嗽、咳痰等表现，病程一般为1~2周。但病毒感染也可能发展为重症肺炎，出现呼吸困难、白肺等表现。

确诊何种病毒感染有赖于病原学检查，包括病毒分离，对抗体、抗原和核酸的检测。病毒分离是"金标准"，但由于病毒培养困难且效率较低，临床上一般不采用。通常使用抗原检测和核酸检测方法来诊断病毒感染。

需要特别提出的是，我们常说抗生素治疗病毒是无效的，对于一部分病毒，可以使用针对性的抑制病毒复制的药物，如抑制流感病毒可以选择奥司他韦和玛巴洛沙韦等，抑制巨细胞病毒感染可以选择更昔洛韦等。在没有抗病毒药物的情况下，主要以对症支持、预防继发感染治疗为主。

关于病毒性肺炎的各种不同病原微生物，在接下来的内容中会进行详细讲解。

（尹玉瑶　李辉　王辉）

059

流感和普通感冒有什么区别

简单来说，流感是由流感病毒引起的呼吸道感染，而普通感冒则是由其他病毒（多为鼻病毒）引起的。相比于普通感冒，流感的全身症状相对较重，包括高热、乏力、全身肌肉酸痛等。区分这两者的目的，是因为流感的传染性相对更强，重症率相对较高，并且有针对性的抗病毒药物可以治疗，因此尽早识别、治疗非常重要。流感的诊断主要通过核酸检测实现，抗原检测也非常普及，在家里就能完成。

流感病毒是正黏病毒科的代表，由包膜、基质蛋白和核心三部分构成。根据其蛋白抗原性的不同，分为甲（A）、乙（B）、丙（C）、丁（D）四型。甲型流感病毒根据血凝素和神经氨酸酶分为不同亚型，可引起大流行，某些亚型只感染动物（如禽类、猪、马、海豹等），但感染禽类的某些亚型（如H5N1、H7N2、H7N7、H9N2和H10N8）也可以跨物种感染人类，实现人畜共患。乙型流感病毒分为Victoria系

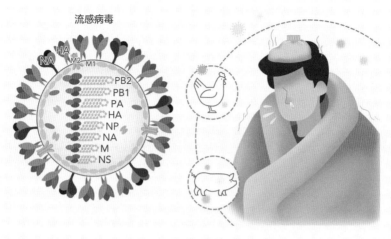

流感病毒

和Yamagata系，主要感染人类，以局部流行为主。丙型流感病毒可感染人、狗和猪，仅导致上呼吸道感染的散发病例。丁型流感病毒主要感染猪、牛等，尚未发现感染人类的证据。

流感病毒抵抗力较弱，不耐热，56℃下30分钟，100℃下1分钟即可使病毒灭活。室温下传染性很快丧失，但在0~4℃能存活数周，在−70℃以下或冻干后能长期存活。病毒对抗生素不敏感，对干燥、日光、紫外线以及乙醚、甲醛、乳酸等化学试剂很敏感。

流感病毒的感染一年四季均可发生，在我国北方地区大多呈现明显的冬春季流行高峰。流感病毒具有很强的传染性，人群普遍易感，主要通过流感患者或潜伏感染者的飞沫传播。

在大部分情况下，流感病毒感染导致上呼吸道感染，但也可能进展为肺炎，甚至是重症肺炎，特别是在患有基础疾病的高危人群中。每年接种流感疫苗是有效的预防流感的方法。

流感病毒感染大多为自限性，一般6～7天可自行痊愈，但有一定概率出现严重的肺部并发症，严重患者需要尽早使用抗病毒药物和对症支持。

流感的黄金治疗时间是48小时，在出现症状的48小时内服用抗病毒药，效果比较好。目前，市面上可以买到的抗病毒药包括奥司他韦和玛巴洛沙韦，这两种都是口服药，它们的作用机制不同，用药剂量、频次也有差异。

奥司他韦每日两次，用药疗程为5天，儿童需要按体重调节用量；玛巴洛沙韦只需要吃1次，同样根据体重确定服药剂量。如果家庭成员中出现感染者，共同居住的家庭成员可服用剂量减半的药物，用于预防。

（尹玉瑶　李辉　王辉）

060

冠状病毒，戴了一顶皇冠

冠状病毒因何得名？冠状病毒感染有哪些有效的防护和应对策略？

冠状病毒是一个大型病毒家族，因在电子显微镜下可见病毒表面的凸起状似皇冠而得名。冠状病毒在自然界广泛存在，在特定条件下能跨物种传播给人类或其他动物。此外，因其遗传物质RNA的高突变率，有可能产生新的变异株。已知能够感染人类并引起疾病的冠状病毒有7种。以前认为，冠状病毒仅导致普通感冒和肠道感染。直到SARS冠状病毒和MERS冠状病毒的出现改变了这一认知。神奇的是，在经历短暂的流行之后，SARS、MERS很快消失了，逐渐淡出了人们的视野。

SARS冠状病毒主要通过近距离飞沫传播，临床表现以发热、咳嗽、气促等为主要症状，严重者可出现呼吸窘迫甚至多器官功能衰竭。

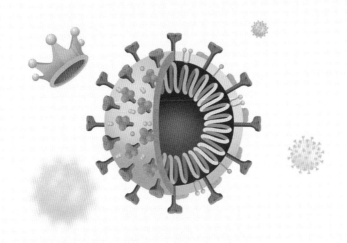

冠状病毒

MERS冠状病毒则是一种人畜共通病原体,主要通过接触骆驼或直接人与人间密切接触传播,病死率较高,可达30%以上。患者临床表现也以发热、咳嗽、呼吸困难为主,部分患者伴有肾功能损伤等症状。

还有其他冠状病毒,包括HKU-1、229E、OC43等,主要以上呼吸道感染和肠道感染为主,是普通感冒的常见病原体,导致肺炎的情况相对少见。

冠状病毒肺炎在人群中显示出更强的传染力和更广泛的传播范围,主要通过飞沫传播和接触传播,且潜伏期后可能无症状传播,这使得疫情控制更具挑战性。对此,世界卫生组织的标准建议是三点:保持社交距离、戴口罩、勤洗手。

此外，冠状病毒对紫外线和热（56℃ 30分钟）敏感，或75%乙醇和含氯消毒剂等脂溶剂均可有效灭活病毒。

总体来说，冠状病毒家族中的成员多样且复杂，它们对公共卫生的影响不容忽视。对冠状病毒的研究与监控不仅关乎当下，也是对未来可能出现的新发传染病的重要预防手段。

（武星宇）

061

呼吸道合胞病毒只感染儿童吗

呼吸道合胞病毒是一种常见的呼吸道病毒，最常引起婴幼儿感染，1~6月龄的婴儿发病率最高，绝大多数幼儿在两岁以内都会感染这种病毒。

你或许会觉得它的名字很奇怪，"合胞"是什么意思？

这个名字源于该病毒会导致呼吸道内膜的细胞融合在一起，形成多核巨细胞，医学上称为合胞体。

呼吸道合胞病毒属于肺炎病毒科，正肺病毒属，核心为单链反义RNA，外有核壳。如果你正处在高中阶段学习生物的阶段，看见RNA病毒或许会想到逆转录病毒——人类免疫缺陷病毒（human immunodeficiency virus，HIV），应注意它可是和逆转录RNA病毒不同。单链反义RNA意味着呼吸道合胞病毒进入呼吸道上皮细胞后，需要先转化为互补的正链才能进行翻译，这一系列过程都是需要材料和能量的，这些材料和能量从哪里来呢？病毒自己

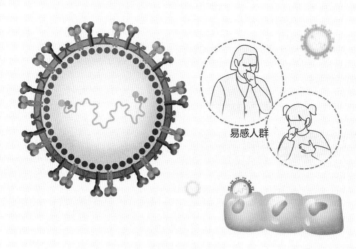

呼吸道合胞病毒

易感人群

可没有，它只会像海盗一样向呼吸道细胞索取能量和蛋白质，就地建立起邪恶工厂，产生更多病毒，感染邻近细胞。

　　呼吸道合胞病毒可以通过飞沫传播，人们打喷嚏或咳嗽后，数千个含有病毒的小液滴将飞到附近人们的口鼻中，传播距离大致有2米远。呼吸道合胞病毒也可以在物体表面存活几个小时，所以手摸了被污染的物体表面，如沾有病毒的洗漱台或是门把手，再触摸自己的眼睛、鼻子或者嘴巴也有可能被感染。

呼吸道合胞病毒常在秋末、冬春气温较低时流行，感染呼吸道合胞病毒后，部分患者症状很轻微，就像患了一场普通感冒，可能出现鼻塞、发热、咳嗽。严重的患者会发展为肺炎。

不过，呼吸道合胞病毒并非儿童的专利，它也是成年人普通感冒的常见病原微生物。对于老年人，特别是患有慢性阻塞性肺疾病、支气管哮喘等肺部基础疾病的人群来说，呼吸道合胞病毒感染可能是出现急性加重的危险因素。目前，在美国已经有呼吸道合胞病毒的疫苗上市，目标人群是老年人。相信在不久的将来，呼吸道合胞病毒的疫苗和抗病毒药物会广泛应用于临床。

（李佩纹）

062

如何鉴别腺病毒肺炎

近年来，多地发生了因游泳池水质不达标而引发的腺病毒感染群体事件，不少人在感染后出现上呼吸道炎症和结膜炎等症状。大家虽然对腺病毒的危害有一定认识，但可能还不太清楚，这种病毒其实也可能引发一种严重的肺部疾病——腺病毒肺炎。

那么，腺病毒肺炎的特点是什么？与其他肺炎的症状有什么不同？

腺病毒（adenovirus）是一种特殊的病毒，属于腺病毒科、哺乳动物腺病毒属的一员，它长得像个没有外衣的小圆球，里面含有双链线状的DNA。当腺病毒感染细胞后，会在细胞核内形成一个特别的酸性小仓库——嗜酸性包涵体。对于身体健康的成年人来说，感染腺病毒引起的肺炎通常症状较轻且可以自我恢复。不过，6个月至5岁的小朋友却特别容易受到腺病毒肺炎的青睐，腺病毒肺炎是儿童社区获得性肺炎中较为严重的一种类型，不仅发病率高，还可能带来更为严重的病情与并发症。

小朋友们患了腺病毒肺炎，往往病势凶猛，体温会快速升至39℃以上。轻症的小朋友一般7～11天体温能恢复正常，其他不适也会逐渐消退；而重症患儿可能会持续高热2～4周，并伴有面色苍白、精神差等症状，一旦出现这些情况，家长应高度怀疑孩子是否感染了腺病毒。

腺病毒肺炎与细菌性肺炎都可能引起发热和咳嗽，但腺病毒肺炎更容易让孩子感到呼吸困难，而且发病速度快。另外，在早期腺病毒肺炎阶段，患儿血液中的白细胞和中心粒细胞数量通常不会明显增多。

当家长发现自家孩子疑似感染腺病毒时，一定要尽快带孩子去医院就诊，在医生的指导下完成各项检查以准确判断病情。目前，还没有专门针对腺病毒的特效药，治疗主要依靠缓解症状的方法，并密切观察孩子的病情变化，以便及时发现和处理可能出现的并发症。在日常护理上，要确保孩子有足够的休息时间，饮食上推荐清淡易消化的食物，如稀饭、面条和牛奶等，这样既能帮助孩子补充营养，也有助于增强他们的免疫力，从而加速康复进程。

（武星宇）

063

人偏肺病毒更偏爱哪里

如果你没有在日常生活中听说过人偏肺病毒，这很正常。人偏肺病毒虽然是急性呼吸道感染的常见病原微生物，在全球广泛分布，但一般来说症状较轻，加上特异性检测试剂不普及，所以得到的认识和重视并不多。

与其他呼吸道病毒不同，人类与人偏肺病毒认识的时间并不长，在进入21世纪之后人们才开始认识这个病毒。科学家们通过研究发现，这种病毒在人群中流行的时间并不短，并且在5岁之前大部分儿童可能都感染过人偏肺病毒。

所有年龄段人群都可以发生人偏肺病毒感染，但人偏肺病毒更偏爱5岁以下儿童、老年人和免疫功能低下的人群，他们有发展为重症的风险。健康的成年人感染后症状较轻，多为无症状感染或普通感冒。

人偏肺病毒属于肺炎病毒科，偏肺病毒属。如果有人告诉你人偏肺病毒就是偏爱肺的病毒，这实在是没头没脑的定论。它的确引起呼吸道感染，也可能导致肺炎，但它并没有更偏爱肺的表现。实际上，人偏肺病毒中的"偏"字，是和它的近亲呼吸道合胞病毒（正肺病毒属）相对应而得名。

人偏肺病毒和呼吸道合胞病毒一样，也是负链RNA病毒，通过飞沫和直接接触传播，引起免疫反应产生的抗体甚至都是有交叉的。所以直到2001年，人偏肺病毒才有了自己的名字，在此之前，并没有人重视它，把人偏肺病毒和呼吸道合胞病毒混淆在一起。

【小故事】

人偏肺病毒是"00后"，进入21世纪才被一位荷兰的研究者发现并命名。但回顾之前的病史资料，人偏肺病毒其实早就存在于世界各地。

（李佩纹）

064

鼻病毒，普通感冒就是它引起的

"阿嚏！"

亲爱的，当你打喷嚏的时候，或许不是因为想念，而是鼻病毒。

这是一种微小RNA病毒科病毒，鼻病毒的血清型已经超过200种，是人类病毒中血清型最多的病毒，是引起普通感冒的主要病原微生物之一。普通感冒一般症状较轻，不用吃药，不用打针，一周左右就痊愈了，医学上称这种特性为自限性。

我们经常听说感染过某种疾病后，就获得了应对这种疾病的抗体，抗体会保护身体不再感染同种疾病。感染鼻病毒后，也会获得抗体，可遗憾的是，鼻病毒的抗体维持时间很短，而且鼻病毒内部存在多种血清型、互相之间交叉保护很少，这也是为什么人们会反反复复感冒的原因。

鼻病毒主要通过飞沫和直接接触传播，接触传播是鼻病毒感染暴发的重要途径。想一想，在学校班级里，一位同学感冒之后，很快可能会有一群同学接连出现感冒症状。

看到这里，你是否觉得，鼻病毒像一个总爱捣蛋但总归掀不起大风浪的坏孩子？但其实鼻病毒在一部分情况下是能掀起大风浪的，研究表明，鼻病毒感染可导致哮喘风险增加。除此之外，鼻病毒也能引发肺炎，常在社区获得性肺炎中被发现，还是引起百日咳综合征的常见病原微生物之一。

目前，尚无特异性的疫苗来预防鼻病毒感染，特效抗病毒的药物也有待研制。

所以，对于鼻病毒感染，我们应当给予重视，为了少一些"阿嚏"，少一些"咳……咳……咳……"请注意勤洗手，多喝水，不挑食，常运动。

（李佩纹）

065

巨细胞病毒，这种病毒的体积很大吗

巨细胞病毒（cytomegalovirus，CMV），属于疱疹病毒，是一种DNA病毒。巨细胞病毒确实是疱疹病毒中体积最大的一个，但是相比于细菌和哺乳动物细胞，巨细胞病毒的体积还是要小得多。之所以得名巨细胞，是因为被感染的细胞会发生肿大，并具有巨大的核内包涵体。

巨细胞病毒感染非常广泛，一般人群的CMV抗体（IgG）阳性率很高，原发感染多发生于婴幼儿时期。

巨细胞病毒对于免疫功能正常的人没有明显的致病性，大多都表现为无症状感染。但对于免疫功能低下人群来说（如艾滋病患者或器官移植受者），巨细胞病毒可能造成严重的感染，包括肺炎和血流感染等。巨细胞病毒感染对于肝脏也会产生较大的影响。对于免疫缺陷宿主，巨细胞病毒可能和卡氏肺孢子菌（*Pneumocystis carinii*）混合感染。

核酸检测可以检测巨细胞病毒是否存在，血标本、痰标本、肺泡灌洗液标本都可以用于检测。通常在血液中检测到巨细胞病毒是需要治疗的，但是如果仅在痰和肺泡灌洗液检出巨细胞病毒，则需要根据临床症状、免疫功能等综合进行评价。

对于巨细胞病毒的治疗有针对性的抗病毒药物，包括静脉滴注和口服制剂。更昔洛韦是常见的抗巨细胞病毒的药物。

（徐九洋　马帅）

066

EB 病毒，通过"亲吻"传播

EB病毒（Epstein-Barr virus，EBV）也是疱疹病毒的一种，是一种DNA病毒。

EB病毒会引起传染性单核细胞增多症，该病通常被称为"亲吻病"，因为它可以通过口腔分泌物传播，如亲吻或共用餐具。EB病毒也和其他一些疾病有关，包括淋巴瘤、鼻咽癌等。

通常EB病毒感染会造成上呼吸道感染，症状有点像感冒。EB病毒肺炎并不常见，但同样对于免疫功能低下者可能造成影响。诊断EB病毒感染需要通过核酸检测的方法，包括血液标本、痰标本、肺泡灌洗液标本。与巨细胞病毒类似，也可以通过抗体方法来检测EB病毒。

很遗憾，目前还没有针对EB病毒的特效抗病毒药物，主要是对症治疗和支持治疗，需要依靠身体的抵抗力来清除病毒。

预防EB病毒感染的最佳方法是避免与患有传染性单核细胞增多症的人亲密接触。此外，保持良好的卫生习惯，如勤洗手，也可以有助于减少感染的风险。

（马帅）

067

常见导致肺炎的真菌有哪些

　　按照界、门、纲、目、科、属、种的生物学分类来说，真菌是真核生物，细菌是原核生物，两者完全不同。所以，真菌导致的肺炎与细菌导致的肺炎在诸多方面也不尽相同。根据菌落及镜下形态，真菌可以分为酵母样真菌、丝状真菌及双相真菌。

真菌性肺炎的临床特点

　　1. **宿主免疫抑制因素**　除了地方性真菌病外，绝大部分真菌感染发生在免疫系统受损或免疫功能低下的人群中，如艾滋病患者、接受免疫抑制剂治疗患者或患有其他慢性疾病的个体。

　　2. **侵袭性**　真菌能够以孢子的形式侵入宿主肺部，引起炎症反应和肺部病变。

　　3. **诊断困难**　真菌性肺炎的症状常常类似于其他类型的肺部感染，需要通过临床症状、影像学检查和实验室检查来进行区分。较难拿到病原学诊断证据。

4. 抗真菌治疗疗程长 治疗真菌性肺炎通常需要使用抗真菌药物，如氟康唑、伊曲康唑等。治疗过程较长，需要严密监测和调整治疗方案。

常见导致肺炎的真菌种类

1. 曲霉菌 种类较多，临床常见烟曲霉、黄曲霉及黑曲霉，引起肺曲霉感染，可分为急性、亚急性及慢性，亦有过敏性。

2. 隐球菌 在免疫系统受损的个体中，如艾滋病患者、器官移植术后患者或长期使用免疫抑制剂者，可引起肺隐球菌病。

3. 肺孢子菌 主要引起肺孢子菌肺炎，常见于免疫系统受损的个体，如艾滋病患者或接受免疫抑制剂治疗者。

4. 毛霉目 广泛存在于环境中，人类无法与其避免接触。这些真菌主要在糖尿病患者或巨噬细胞功能缺陷的患者中引起感染。肺毛霉菌病是一种严重感染。

5. 双相真菌 顾名思义，可分为两个形态存在，在环境中以菌丝存在，而在宿主体内则以酵母样孢子存在。形态转变可以受到温度和培养基成分等因素的影响。很多引起地方性真菌病的真菌都是双相真菌，包括球孢子菌、荚膜组织胞浆菌、马尔尼菲篮状菌等。

6. 念珠菌 是临床最常见的真菌，但引起肺炎的病例较少，多引起菌血症等其他部位的感染。

（王启）

068

隐球菌，隐藏在"墨汁"里的细菌

隐球菌是引起隐球菌病的主要病原，常见于土壤、鸽粪等中，是人类的机会致病菌。

需要注意的是，鸽子等鸟类的粪便可能是隐球菌的天然温床，免疫力低的人群尽量避开。隐球菌病是人吸入被隐球菌污染的尘土所引起的肺炎或其他部位（脑部多见）感染。

隐球菌的易感人群

隐球菌的易感人群包括艾滋病、淋巴瘤、结节病、长期使用皮质类固醇治疗的患者以及实体器官移植患者。需要注意的是，格特隐球菌在免疫功能正常的人群中也可引起感染。

肺隐球菌病的主要表现

肺隐球菌病的临床表现反映了其感染的部位。肺部感染常出现咳嗽、痰量增加和胸痛。

隐球菌病的诊断

1. **墨汁染色** 是检测隐球菌的"金标准"。通常采集脑脊液标本，与墨汁混合，隐球菌会在黑色背景上呈现出透明的圆形菌体从而被辨认。

2. **隐球菌培养** 可采集患者的组织、脑脊液、痰、胸腔积液、尿和血液等的标本，进行细菌培养检测。

3. **血清和脑脊液隐球菌抗原检测** 新型隐球菌抗原检测快速准确，已广泛应用于临床，是可以确诊隐球菌感染的抗原检测。

4. **组织病理学检查** 也是诊断的"金标准"。

（王启）

069

肺孢子菌，到底是"菌"还是"虫"

肺孢子菌是一种真菌，在生活中，你可能没有听说过肺孢子菌，也没听说过肺孢子菌肺炎，因为肺孢子菌引起的肺炎几乎不会出现在健康人身上。

肺孢子菌肺炎是人类免疫缺陷病毒（HIV）最常见的机会性感染，也是艾滋病患者致死的主要病因。

什么是机会性感染

其实在很多健康人的肺组织中，就有肺孢子菌，只是它们不会造成感染，因为我们强大的免疫系统不会让肺孢子菌搞破坏。甚至是免疫力相对较低的老人和小孩，也不会被肺孢子菌感染。只有在免疫系统几乎被破坏殆尽的艾滋病患者中，肺孢子菌才会乘虚而入，造成肺孢子菌肺炎。除了艾滋病患者，早产儿、营养不良的婴儿，也可能被肺孢子菌攻击。

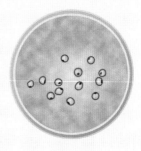

肺孢子菌

肺孢子菌

【小故事】

肺孢子菌的自述

人们花了近百年时间才意识到我是"菌"不是"虫"。

1909年我被首先发现，那时候的我处于包囊状态，长得比较像寄生虫，所以他们就真的把我认成了寄生虫。

1912年，我被取名为"卡氏肺孢子虫"。

19世纪80年代，我引起的肺炎仍被称为"卡氏肺囊虫病"。

后来随着遗传学的深入，人们才意识到我不是寄生虫，是一种真菌。2001年，经机会性原生生物国际研讨会确认，感染人类的肺孢子菌被称为"耶氏肺孢子菌"，感染大鼠的肺孢子菌被称为"卡氏肺孢子菌"。

（李佩纹）

070

曲霉菌，真菌界的"酿造博士"

曲霉菌在人们的日常生活中发挥着重要作用，腐乳、酱油等制造过程都离不开它；酿酒、酿醋的过程，也少不了曲霉菌的参与。

但是，除了作为参与酿造，曲霉菌也是导致肺部感染的重要微生物。

曲霉菌属（*Aspergillus*）为典型的丝状真菌，是常见的机会致病菌，包括烟曲霉、黄曲霉、黑曲霉、土曲霉等600多个种，广泛分布于自然界，水、土壤、空气，以及发霉的食物、衣服等均是曲霉菌易生存的场所。它们对生长环境的要求不高，能在6~55℃以及相对低湿度的环境中生长。

曲霉菌能产生大量的孢子，可悬浮在空气中，由呼吸道进入人体后可引起曲霉菌感染，呼吸系统如鼻窦、咽部、气管支气管及肺部最易受累，可寄生、定植，进而播散至全身。若患者免疫系统受损严重则可能引发侵袭性曲霉病。

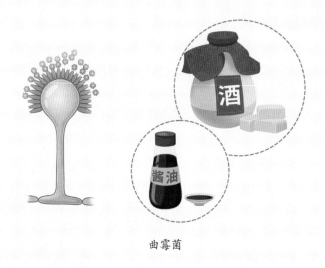

曲霉菌

肺曲霉病的病因

1. 免疫功能受损，如感染人类免疫缺陷病毒、患白血病或淋巴瘤、器官移植、外科手术恢复期等；或长期使用激素及免疫抑制剂。

2. 患有严重基础疾病，如慢性阻塞性肺疾病、重症肺炎、肺结核等。

3. 侵入性诊疗，如气管切开、介入治疗、呼吸机治疗等。

4. 长期使用强力广谱抗生素。

5. 长期营养不良。

6. 身处曲霉菌大量存在的环境，如潮湿、发霉及饲养家禽的环境。

肺曲霉病的症状

1. **刺激性咳嗽**　患者咳嗽常呈剧烈阵发性发作，晚上睡前及晨起时最明显，部分患者会伴有咳痰症状。

2. **咯血**　患者表现为咳嗽时咳出鲜红色血液，部分患者伴有胸痛症状。

3. **呼吸困难**　患者感觉空气不足、呼吸费力，需要用力呼吸。呼吸时可能需要张嘴抬肩，或者坐着呼吸感觉稍微舒服一些。

4. **发热**　患者体温超过37.5℃。体温上升期间患者出现怕冷、口唇苍白、全身寒战等表现。

5. **疲倦、食欲减退**　患者常表现为全身没有力气，精神状态比较差，不想吃东西。

肺曲霉病的治疗

常用药物包括三唑类药物（伊曲康唑、伏立康唑、泊沙康唑、艾沙康唑），两性霉素B及脂质体和棘白菌素类（米卡芬净或卡泊芬净）。如果感染严重，导致肺的结构被破坏，甚至需要进行手术治疗。

肺曲霉病的预防

1. 勤洗手、洗澡，保持生活、工作环境卫生；干燥、通风，避免长期处于潮湿、发霉的环境中；必要时应佩戴口罩。

2. 避免长时间营养不良或睡眠不足。

3. 如有原发疾病，应积极治疗，定期复查，避免过度劳累，严格遵医嘱服药。

（李曙光）

071

毛霉菌，制作腐乳的菌，感染后真有那么大危害

说起毛霉菌，你可能有些陌生，但是你一定吃过（或是见过）腐乳、臭豆腐、毛豆腐等，这些都是毛霉菌参与发酵制作的食物。

我们常说的毛霉菌通常是指毛霉目（*Mucorales*），是一类常见的环境丝状真菌，广泛分布于空气、发霉食物和土壤中，其孢子可通过吸入、食入或外伤等途径感染人体引起毛霉病。

在致病性毛霉目真菌中，根霉属最常见，其次为横梗霉属、毛霉属、根毛霉属和小克银汉霉属等。

肺毛霉病的病因

1. 患有严重基础疾病，如控制不良的糖尿病、血液系统恶性肿瘤、淋巴瘤等。

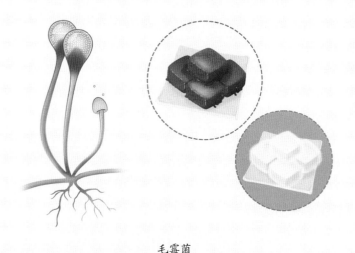

毛霉菌

2. 免疫功能受损，如感染人类免疫缺陷病毒、器官移植、造血干细胞移植、重症流感、烧伤或其他外伤；糖皮质激素和/或免疫抑制剂治疗。

3. 长期应用抗生素。

4. 长期熬夜、重度营养不良。

5. 毛霉菌的暴发性感染可以发生在自然灾害之后，如龙卷风、海啸或战后。

6. 医疗护理相关毛霉病与患者接触毛霉菌污染的导管、压舌板、药物（包括植物药物）、敷料或胶带等有关。

肺毛霉病的症状

肺毛霉病临床表现缺乏特异性，患者表现为以下几种。

1. 持续高热、咳嗽、可伴咯血和胸痛、呼吸困难，抗菌治疗无效。

2. 早期呈进行性非特异性支气管炎表现，病情进展可出现坏死性肺炎的表现。

3. 肺部影像学表现包括肺结节、楔形实变、空洞、反晕征。

肺毛霉病的治疗

肺毛霉病病情进展迅速，病死率较高，我国肺毛霉病的病死率接近40%。早期诊断和及时开展有效治疗是降低病死率的关键。

肺毛霉病的治疗首先要积极处理基础疾病，包括控制血糖、纠正酸中毒、提高粒细胞水平、尽可能减少或停用糖皮质激素或免疫抑制剂药物、停用去铁胺等。在条件允许的情况下及早进行外科治疗，包括局部清创、感染组织或脏器的切除。抗真菌药物包括两性霉素B脂质制剂及脱氧胆酸盐、艾沙康唑、泊沙康唑等。

毛霉病的预防

1. 患有基础疾病的人群，应积极治疗。

2. 免疫功能低下人群，应通过合理饮食、适度运动、规律作息等方式，提高免疫力。

3. 存在高危因素的患者应避免接触被毛霉菌污染的食物、生活用品及医疗护理物品，积极改善居住环境，避免潮湿、通风不良，做好防霉菌措施。

4. 对患过毛霉病的患者，治疗完全缓解或部分缓解后，再次接受化疗或造血干细胞移植治疗时，可以给予前次治疗有效的药物。

（李曙光）

072

痰里有念珠菌，需要治疗吗

　　念珠菌属有150多种，其中只有少数能够引起人类疾病。临床上较为多见的念珠菌包括白念珠菌、热带念珠菌、克柔念珠菌、光滑念珠菌、近平滑念珠菌、季也蒙念珠菌、葡萄牙念珠菌、都柏林念珠菌等。这些念珠菌在自然界无处不在，常常定植于人体的口咽部、女性生殖道及皮肤。

　　念珠菌所引起的感染，包括黏膜感染（HIV感染者的鹅口疮和食管念珠菌病）、尿路感染、心内膜炎、肝脏及肾脏等播散性感染，以及病死率最高的菌血症。

念珠菌的易感人群

　　住院患者大量使用抗细菌药物、留置静脉导管、静脉营养液输入、留置导尿管、使用肠外糖皮质激素；严重烧伤患者；HIV相关低$CD4^+T$细胞计数患者；腹腔及胸腔手术患者；细胞毒性化疗、实体器官移植患者使用免疫抑制剂、呼吸机；中性粒细胞降低患者；出生低体重儿及糖尿病患者。

念珠菌肺部感染多见吗

念珠菌肺部感染罕见。因此，在绝大部分情况下，呼吸道标本检出念珠菌是不需要特殊治疗的。

念珠菌病的诊断

真菌培养　组织、脑脊液、胸腔积液、关节液和血液等标本，尤其是无菌部位组织或体液培养阳性。

对于肺念珠菌感染的诊断非常困难，因为呼吸道定植念珠菌数量较多，常需要通过显微镜检查（微生物学或组织病理学）、肺组织真菌培养来诊断，单纯的痰培养阳性无法确诊。一些血清学检测可以辅助诊断，包括G试验等。

（王启）

073

什么是双相真菌

双相真菌是一类特殊类型的真菌，可因环境条件（如营养、温度、氧气浓度等）改变，由一种形态转变为另一种形态，其中温度是诱发其发生形态转换的一个核心因素。这些真菌在体内或在含动物蛋白的培养基上，37℃培养时呈酵母相；而在普通培养基，25℃培养时呈菌丝相。由菌丝相转换为酵母相的形态转化是双相型真菌具有致病能力的必备条件。

临床中重要的双相真菌包括球孢子菌、组织胞浆菌、芽生菌、孢子丝菌、马尔尼菲篮状菌等。

双相真菌的易感人群

球孢子菌属、芽生菌、副球孢子菌、荚膜组织胞浆菌的孢子广泛分布于北美洲及南美洲等地区，我国较少能够分离到，免疫功能正常的人也会感染。荚膜组织胞浆菌和马尔尼菲篮状菌在我国南方可以分离到，北方较为少见，通常会感染HIV感染者等免疫功能不全者。孢子丝菌真菌通常生长在玫瑰灌木丛、刺檗灌木丛、泥炭藓和其他覆盖物上，常通过皮肤小切口或擦伤进入人体，大多数情况下，农民、园丁、园艺家和木材工人会受到感染。

双相真菌感染的诊断

除了临床表型和影像学检查外，肺部标本的真菌涂片及培养、组织病理学检查非常重要。

（王启）

074

"小虫"也会引起肺炎吗

　　小时候父母常说，"多吃南瓜子，打蛔虫。"我们常说的肚子里长蛔虫属于肠道寄生虫疾病。其实，寄生虫也会引起肺部感染，即肺寄生虫病。

　　随着人们生活水平和卫生条件的提高，寄生虫引起的疾病呈现下降趋势。但是跨地区旅行和某些生活习惯（如生食虾蟹）导致的肺寄生虫病不可忽视。肺寄生虫病主要是通过食入被寄生虫污染的食物或饮用被污染的水导致。了解肺寄生虫病的原因、症状、诊断和治疗对于保障公共卫生安全至关重要。

肺寄生虫病的感染途径

　　1. **饮食**　吃了被寄生虫污染的食物或喝了被污染的水。

　　2. **昆虫叮咬**　如通过蚊虫叮咬传播的疟疾。

引起肺寄生虫病的病原微生物

1. **线虫类寄生虫**　如蛔虫、圆线虫和钩虫。它们的幼虫可以通过肠道进入血液，随后到达肺部引发症状。

2. **吸虫类寄生虫**　如肺吸虫，通过摄入受感染的水生生物，如生食受污染的螃蟹或小龙虾。

3. **绦虫类寄生虫**　如细粒棘球绦虫和多房棘球绦虫，它们在肺部寄生，引发包虫囊肿。绦虫引发的肺炎相比其他寄生虫更为严重，往往需要外科手术治疗。

4. **原生动物寄生虫**　如疟原虫，主要通过受感染的雌性蚊子叮咬感染人类，引发肺疟疾病。

肺寄生虫病的症状因寄生虫的种类和感染的严重程度而异，但通常包括咳嗽、呼吸困难、发热、胸痛等。

（王若冰）

075

你了解肺包虫病吗

在寄生虫导致的肺炎中，由棘球绦虫的幼虫（棘球蚴）导致的肺包虫病是较为严重的一种。在我国，肺包虫病主要分布在西北牧区，威胁人类的健康和畜牧业的发展。

肺包虫病是一种寄生虫感染，主要由细粒棘球绦虫和多房棘球绦虫感染造成。这些寄生虫通常在犬科动物的肠道内生长，并通过它们的粪便排到环境中。

人是偶然中间宿主，通过食用受到污染的食物或接触受到污染的水或土壤而感染，不存在人传人的现象。

肺包虫病的感染途径

1. **直接接触** 与受感染犬类直接接触，尤其是在农村地区。经过消化道传染，即"病从口入"。

2. **间接接触** 摄入受棘球蚴卵污染的水果、蔬菜或水。

肺包虫病的症状和临床表现

肺包虫病的症状可能在长时间内不被察觉，因为棘球蚴的生长非常缓慢，因此相当一部分的肺包虫病病例是在体检中被发现的。当囊肿长到一定大小，开始压迫周围组织时，才可能出现症状，包括胸痛、咳嗽、呼吸困难、发热、体重减轻、乏力、过敏反应等。

肺包虫病的诊断与治疗

1. **诊断**　接触犬类或有生活在放牧区的经历，对于诊断肺包虫病非常重要。胸部CT检查、血液检测包虫抗体也是诊断的重要手段。

2. **治疗**　包括药物治疗、手术切除，此外还可以选择囊肿穿刺治疗等。

肺包虫病的预防

预防肺包虫病的策略主要为避免接触棘球蚴卵。

1. **个人卫生**　经常洗手，特别是在接触动物后。

2. **食品安全**　彻底清洗食用的水果和蔬菜，避免饮用可能受到污染的水。

3. **宠物管理** 定期给家中的犬类动物用吡喹酮驱虫,要做到"犬犬投药,月月驱虫"。尽量喂熟食或成品狗粮,不让狗在野外捕食,避免它们食用生肉或内脏。

4. **公共教育** 在高风险地区进行教育活动,提高人们对这种疾病的认识。

(王若冰)

第三部分

肺炎诊断的辅助证据

076

抽血检查，需要注意哪些内容

肺炎常见的一般实验室检查包括血常规、炎症指标、生化指标、凝血、血气等。

这些检查在医院由检验科进行，均为抽血检测，本书第一部分"抽血化验，查的都是什么"中对其临床意义已有介绍，此处主要介绍检测内容及注意事项。

1. **血常规**　一般被称为"全血细胞计数"，主要指的是白细胞、红细胞以及血小板的计数。白细胞相关指标主要包括白细胞总数和五类细胞（中性粒细胞、淋巴细胞、单核细胞、嗜酸性粒细胞、嗜碱性粒细胞）的数量和百分比。红细胞相关指标主要包括红细胞计数、血红蛋白等。血小板相关指标主要包括血小板计数和血小板分布宽度等。血常规检测需要通过采集静脉血来完成，目前基本以机器检测为主，遇到有问题时人工在显微镜下进行复核。对于儿童，可采集指尖血进行检验。白细胞总数、中性粒细胞计数对于肺炎的诊断，以及初步判断病原微生物有价值。

2. **炎症指标** 一般指C反应蛋白和降钙素原，可以协助判断肺炎的病原微生物分类，根据医院的情况，可与血常规同时检测。

3. **生化** 一般指肝功能（血清总蛋白、白蛋白、球蛋白、总胆红素、直接胆红素、间接胆红素、转氨酶）；血脂（总胆固醇、甘油三酯、高密度脂蛋白胆固醇、低密度脂蛋白胆固醇）；空腹血糖；肾功能（肌酐）；尿酸；乳酸脱氢酶；肌酸激酶等多种检测的统称。血生化采用血清管检测，通常需要空腹采血。如果碰到急诊的情况，也可以在非空腹情况下抽血，但其中的甘油三酯、血糖、肌酐等会受进食影响，在进行结果解读时需要注意。前文提到，生化中的尿素氮对于判断肺炎严重程度是有帮助的。

4. **凝血** 检测较为复杂，医生一般会根据病情决定检测项目。常见项目有血浆凝血酶原时间（PT）、活化部分凝血活酶时间（APTT）、血浆纤维蛋白原（FIB）、凝血酶原时间（TT）、D-二聚体定量（DD）等。凝血检测结果并不用于肺炎的诊断，但对于鉴别其他疾病、判断肺炎的严重程度有帮助。

5. **血气** 一般采用动脉血进行检测，和以上项目所用静脉血不同，故需要单独采血。主要评估血液中的氧气和二氧化碳含量以及pH。在采集动脉血时，需要标注当时的吸氧条件和体温。动脉血中的氧气含量对于判断肺炎的严重程度非常重要，是评价的重要标准。如果没有检测动脉血气的条件，使用指氧饱和度仪检测指氧饱和度（SpO_2）也是一个替代的方法。

（尹玉瑶）

077

微生物学检查，需要注意哪些内容

　　肺炎的微生物学检查是诊断呼吸道感染的重要方法之一，可以帮助确定引起肺炎的病原微生物，从而明确诊断，有助于制订针对性治疗方案。常见的肺炎微生物学检查方法包括涂片检查、培养、抗原抗体检测、分子生物学检测等。

涂片检查

　　涂片检查是一种常见的微生物学检查方法，主要是通过显微镜来观察标本中的微生物形态，是一种初步的检测方法，需要其他方式来鉴定。

　　在标本采集时，需要注意严格遵守无菌操作规程，以避免标本受到外部环境的污染。同时，如果采集的是痰标本，还需要尽量减少受到口腔菌群的污染。

痰细菌涂片报告了可见细菌，是不是被感染了？

并不一定。因为呼吸道是有定植菌存在，如痰标本在采集的时候会经过口腔，因此口腔菌群可能在涂片镜检时被观察到，如一些链球菌（报告时会写"G+球菌"或者"革兰氏阳性球菌"），但并不代表有肺炎。医生会结合痰标本是否合格、痰细菌培养的结果，来综合判断是否感染。

痰真菌涂片报告了可见孢子、假丝，是不是被感染了？

并不是。前面提到，在呼吸道中可能存在念珠菌的定植，涂片中见到的真菌孢子和假菌丝，通常都是念珠菌，并不代表感染。

需要注意的是，涂片检查只是初步筛查，无法确定具体的病原微生物种类（对于某些特殊的病原，可在特殊条件下显示特殊的染色，如结核分枝杆菌、新型隐球菌等）。根据涂片检查的结果，可能需要进行进一步的细菌培养、分子生物学检测、抗生素敏感性试验等，以确定感染的具体病原微生物和抗生素敏感性，从而制订最佳的治疗方案。

培养

送检微生物标本之后，如果问医生"多久能出结果"，通常不能给出一个肯定的答复。因为等待细菌/真菌培养生长的时间，确实给不出一个确定答案。

培养是一种常见的微生物学检查方法，简而言之就是给予合适的生长环境，让呼吸道标本中的微生物生长，最后鉴定微生物的种类并做进一步检测。就像是农民伯伯在土地里种粮食、种花一样。

对于不同的标本类型和预期感染微生物，可供选择的培养基和培养条件是不同的。对于血液标本或是其他体液标本，可以选择接种到含有液体培养基的培养瓶中进行培养生长；对于呼吸道标本，如痰、肺泡灌洗液等，可以在处理后将标本接种到固体培养基表面。

培养基一般会在接种后24～48小时内被观察到生长，但有些细菌可能需要更长的培养时间。如果怀疑结核分枝杆菌感染，培养时间可能会长达几周。

如果能够通过培养得到菌落，则可进一步进行鉴定菌种、抗生素敏感性试验等，指导临床治疗。但对于常见呼吸道定植菌，一般不进行抗生素敏感性试验。

抗原抗体检测

呼吸道标本的抗原检测是一种常见的检测方法，通常用于快速诊断呼吸道病毒感染，尤其在流感流行期间，在家自测的抗原就是此原理，按照说明书通常可以在家自行检测和判读结果。

对于呼吸道病毒，还可以运用检测抗体的方法来判断是否感染过某种呼吸道病毒。IgM抗体阳性通常代表近期感染，IgG抗体阳性通常代表曾经感染，不能对本次是否感染提供帮助。需要注意的是，如果是免疫功能低下人群，有可能在感染后无法产生相应抗体，因此不能通过抗体检测来排除感染。

在临床实践中，常常将抗原抗体检测与其他检测方法（如涂片检查、培养等）联合使用，以获得更全面的诊断信息。

分子检测

分子检测是一种高度敏感和特异的检测方法，使用特异性引物或探针来选择性地扩增目标病原微生物的核酸序列。对于核酸检测，报告中除了阴性/阳性的描述外，还会报告循环阈值（Ct值），表示标本中的微生物含量。Ct值越高，待测微生物的核酸越少；Ct值越低，待测微生物的核酸越多。

高通量测序

近些年来，高通量测序技术逐渐被应用于临床中。与常规的分子检测不同，高通量测序可以一次性提供多种微生物的信息，为呼吸道感染的诊断、治疗和预防提供了重要支持。

（郭一凡）

078

捅一下嗓子就行吧，一定要留痰吗

咽拭子标本和痰标本，都是用于检测呼吸道感染的常见标本类型。

咽拭子标本

咽拭子就是平时所说的"捅嗓子"或"捅鼻子"，是用棉签或专用拭子轻轻刮取患者的咽部黏膜表面，在咽喉区域采集样本。

这个过程通常是无痛的，操作很简便，可能会有一些不适感，在进行核酸检测、抗原自测时用的就是这个方法，相信大家都深有体会。咽拭子方法适用于患者上呼吸道病原微生物检查，如流感病毒等。严格来讲，咽拭子只是通过采集上呼吸道标本，间接反映下呼吸道（即肺部）的情况。在一些相对罕见的情况下，上下呼吸道的感染情况可能不同。另外，由于咽喉与口腔邻近，通常有细菌定植，因此咽拭子对于细菌病原微生物的检出和鉴别能力有限。

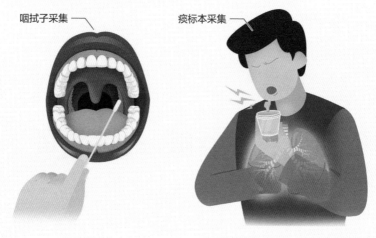

咽拭子与痰标本

痰标本

痰标本是指患者咳出的呼吸道分泌物，可以反映下呼吸道的情况。患者通常需要通过深呼吸，然后咳出一些痰样本。这种方法可以评估肺部疾病、支气管炎、肺炎等呼吸系统感染或炎症的存在。通常建议在采集标本之前，用清水漱口，以避免口腔菌群对于痰标本的污染干扰。

需要注意的是，咳痰并不是吐口水，一定需要留取深部的痰，感觉到从肺部咳上来才行。如果咳痰有困难，可以在留标本前进行盐水雾化，帮助痰液产生。

如何判断痰标本是否合格

判断痰标本是否合格，初步的方法是看其是否黏稠，如果大多是稀薄的泡沫和口水，那么并不合适。在检验科，痰标本涂片时会计数上皮细胞和白细胞的数量，如果上皮细胞多，提示标本受到口腔分泌物的污染。

总的来说，咽拭子适用于检查上呼吸道感染，而痰样本则更适合揭示下呼吸道的问题。两者都是为了找出可能导致感染的微生物，从而帮助医生做出正确的微生物学诊断。

（张菲菲）

079

支气管镜检查，查的是什么

支气管镜检查的目的

与咽拭子标本和痰标本留取不同，支气管镜检查是一个相对有创的侵入性检查。在支气管镜检查过程中，将可视支气管镜（一根很细的可以弯曲的管子）经鼻腔或口腔、咽喉，置入气管和支气管内，直接观察气管和支气管病变的一种诊断和治疗技术。弯曲支气管镜可直视到亚段支气管，还可通过支气管冲洗和刷检、肺泡灌洗采集到呼吸道分泌物和细胞样本。

支气管肺泡灌洗液（bronchoalveolar lavage fluid，BALF），是利用纤维支气管镜，结合胸部CT提示到达目标部位后，注入生理盐水并回收，采集目标肺段和肺亚段灌洗后得到的肺泡表面液体。BALF收集后可行病理细胞学、可溶性物质、微生物学检查，以及生物化学和免疫检测，对于肺部疾病的诊断、病情观察和预后判断有重要价值。

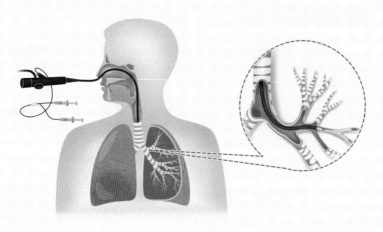

支气管镜检查

通过支气管镜采集支气管肺泡灌洗液

前面提到，痰标本可以反映肺部的情况，但是痰在采集时容易受到多种因素的影响，非常容易混入上呼吸道（口腔）的细菌；并且如果咳痰能力较差，采集的痰标本质量不稳定，不能很好地进行检测。

BALF除了可以进行微生物学检验外，还可以进行细胞学检测，对于判断肺部病变性质、鉴别其他肺部疾病有帮助。

利用纤维支气管镜，可以比较精准到达有炎症的部位，因此采集的标本质量更高。BALF是来自肺部的"现场证据"，是第一手资料。相比于咳出的痰，BALF的质量更高，能够给医生提供更有价值的线索，来查出肺部感染。

肺泡灌洗液的检查内容

1. **细胞计数和分类**　正常的BALF以巨噬细胞为主，如果中性粒细胞的比例增加，则提示可能有急性感染；淋巴细胞的比例增加也提示可能有异常。

2. **微生物学检查**　通过涂片、培养、分子检测、二代测序等方法检测BALF中的微生物，与痰标本的检验过程类似。

3. **化学物质和蛋白质检测**　标本中的化学物质和蛋白质水平也可以提供某些疾病的线索。

总结下来，通过支气管镜可以抵达肺炎的"犯罪现场"，通过收集肺炎部位的标本来找出可能的肺炎线索。

（张菲菲）

第四部分

肺炎的影像

080

胸片上能看到什么

    胸部X线摄影（俗称"胸片"），是简单易行的胸部影像学检查，辐射剂量相对较低、价格便宜，拍摄的设备也相对普及。可以在胸片室进行，对于危重患者也可以直接在床旁进行。拍摄时，X射线穿过人体组织投射到屏幕上，根据X射线穿过不同组织的吸收程度不同，显示出黑白不同的图像。

    由于胸片显示的是一张二维图像，因此实际上在胸片中看到的是胸腔内各结构重叠的复合影像（三维结构投射到二维平面上，就像是把胸腔"压扁"）。因此，往往需要拍摄两个或多个不同体位的胸片，来进行综合判断。另外，胸片的分辨率有限，因此一些微小的病灶在胸片上可能看不清楚。

    拍摄胸片的主要目的是判断是否有渗出实变。由于肺内大部分是气体，对X射线的吸收衰减较少，因此正常肺组织在胸片中是黑色的，能够看到的少量白色结构称为肺纹理，即肺部的气管、血管及周围组织。患肺炎时，肺泡内的气体被渗出物取代，形成肺实变，肺内局部的密度增高，对X射线的吸收衰减增强，造成该部位在胸片中显示为白色。如果出现肺段、肺叶或单侧肺的实变，称为大叶性肺炎。胸片可以很好地诊断大叶性肺炎。但如果出现渗出实变的部位比较分散，或者病变较轻，那么胸片就不能很好地识别，需要通过胸部CT检查来进一步诊断。

（徐九洋）

081

已经拍了胸片，为什么还要进行胸部 CT

如何区分胸片和胸部CT？

最简单的办法，胸片是站着拍的，胸部CT是躺着拍的。另外，打印胶片时胸片通常只有1～2张图像，而胸部CT则有多张连续的影像。

当然，并不只这么简单，还有许多的不同之处。

胸部CT是胸部计算机断层显像（computed tomography）的简称。与胸片一样，胸部CT也是利用X射线的穿透能力，以及它在不同组织中的吸收程度差异，来对人体组织进行显像的技术。与胸片不同，胸部CT呈现的断层影像，也就是通过计算机算法，将人体组织一层一层"切"开来仔细观察。

胸部CT相对于胸片来说，优势显而易见。两者都是将三维的组织在二维的平面上成像，胸片是将人体直接"拍扁"到平面上，因此会有前后的组织重叠；而胸部

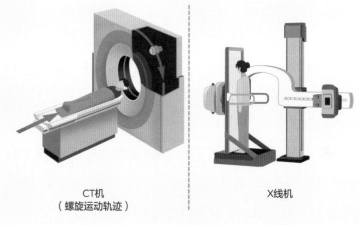

CT机
（螺旋运动轨迹）

X线机

胸片与胸部CT

CT则是将人体组织分成一个一个断层图像去观察，诊断的敏感性和准确程度自然会高许多。

对于胸部CT来说，图像的层厚是影响检查质量的关键指标，取决于所使用的机器、放射线剂量和计算机算法。层厚越薄的片子（如高分辨率CT层厚为1.25mm，而普通CT层厚通常为5mm）肯定会看得更清楚，对于一些肺间质结构区分更清晰，但相应辐射剂量也会更大一些。对于诊断肺炎，一般普通的低剂量CT就可以了。

现在还能听到"螺旋CT"这个词，其实，"螺旋"所描述的正是胸部CT拍摄时X射线光源和接收器的运动方式。目前，医院中应用的CT，基本都是螺旋CT，可以在非常短的时间内完成扫描检查。还有一个经常听到的词是"CT增强扫描"，这其实是在进行CT检查的同时在血管内注入造影剂，以便于观察病变部位的血流供应，对于肺炎和其他疾病的鉴别有一定帮助。

最后提示，不论是进行胸部X线摄影还是胸部CT检查，都需要吸气、屏住呼吸，最好能保持这个姿势完成检查，否则呼吸时胸廓运动可能会产生伪影，就像平时用相机拍摄照片时手抖了，照片就模糊了，影响检查的效果。

（徐九洋）

082

一看到白色的 CT 片子，就是白肺吗

　　上文我们讨论了两种常用的胸部影像学检查方法：胸部X线摄影和胸部CT检查。两者都是利用X射线来进行成像的，当X射线穿过人体时，遇到密度较高的组织（如骨骼），被吸收衰减就多一些，在成像时就更亮（或更白）；而遇到密度较低的组织（如脂肪或气体），被吸收衰减就少一些，在成像时就更暗（或更黑）。通过与正常影像结构、"黑白"相对比，医生就能知道是否有病变的存在，并大致判断病变的性质。

　　由于正常情况下，肺内主要以含气的肺泡腔为主（以空气为主），X射线的透过率较高，所以不论是胸片还是胸部CT检查，肺中都是以黑色为主；局部有一些亮的部分，是肺血管和支气管的影像，又被称为"肺纹理"。当然，正常心脏的影像也是白色的。

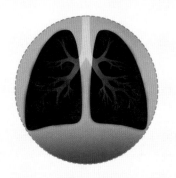 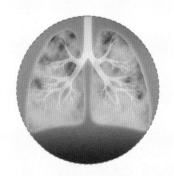

正常影像呈现
（黑色影像占大面积）

"白肺"影像呈现
（白色影像占大面积）

正常肺与白肺的影像呈现

　　如果在原先黑色的肺脏区域，出现了片状的白色影像，可能是出现肺炎了。根据病变性质，影像报告可能将其描述为实变、磨玻璃影等。出现这种影像改变的原因，是由于炎症在局部造成了肺泡腔内的渗出，液体将原先的含气空腔填充，就出现了白色的病灶。

　　但要注意，并不是只要肺部出现了白色的区域（炎症区域）就是白肺。其实白肺并不是一个严谨的医学名词，只是通常在肺炎面积较大、肺部渗出液较多时，将其形象描述为白肺。如果肺部的炎症已经达到了白肺的程度，那么缺氧、呼吸困难的症状一定会非常明显，不用等到影像学结果出来，接诊医生就会作出留观或收住院的决定。

因此，对于平时健康的普通人，感染后如果症状不重，大可不必因为担心出现白肺而去进行胸部影像学检查；也不用因为看到胸部CT检查上的白色区域（很可能看到的是正常的心脏、肺血管，或者仅有小片的肺炎区域）而过度紧张。

（徐九洋）

083

"拍片子"的辐射，到底大不大

如前所述，胸片和胸部CT检查都是依靠X射线进行拍摄的，而X射线则具有一定的电离辐射，通常在进行检查前医生都会提醒，女性怀孕或者备孕期间尽量避免检查。对于不需要检查的部位，医生也会提供铅衣进行防护遮挡（如胸部CT检查时，通常对盆腔进行保护）。

那么，"拍片子"的辐射到底大不大，是否会对人体造成损害呢？

其实，对于普通人而言，一两次放射性检查完全不需要太过担心。

首先，我们需要了解衡量辐射剂量的标准——辐射剂量当量，单位是希沃特（Sv）。但是这个单位非常大，因此通常使用毫希沃特（mSv）来衡量，1mSv = 0.001Sv。

在日常生活中本身就存在辐射，我国每年一个人正常接受的辐射量约为3.1mSv，主要来自宇宙射线、自然界中的放射性同位素等。即使是生活中常见的水果，如香蕉，

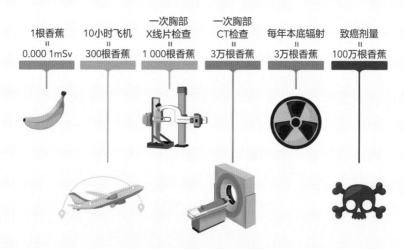

| 1根香蕉
=
0.000 1mSv | 10小时飞机
=
300根香蕉 | 一次胸部
X线片检查
=
1 000根香蕉 | 一次胸部
CT检查
=
3万根香蕉 | 每年本底辐射
=
3万根香蕉 | 致癌剂量
=
100万根香蕉 |

肺部影像学检查的辐射剂量

因为含有丰富的钾元素（包括了放射性同位素K-40），也具有一定的辐射，但辐射剂量非常小，1根香蕉相当于0.000 1mSv。如果经常乘坐飞机，每10小时的飞行相当于0.03mSv辐射剂量。

一次胸部X线摄影，辐射剂量为0.1mSv。

一次普通胸部CT检查，辐射剂量为3 ~ 7mSv。

一次低剂量胸部CT检查（用于肺癌筛查），辐射剂量为0.2 ~ 0.5mSv。

事实上，每年低于100mSv的辐射剂量对于人群的癌症发生率不会产生影响。

　　因此，以医疗为目的接受放射性检查，在辐射剂量上是相对安全的。但有一点需要注意，在诊断肺炎之后，并不建议频繁复查胸部CT。由于肺炎本身的影像学吸收需要一定时间，因此如果没有特别的病情变化，在2周内并不需要复查。如果治疗后症状缓解、体温和血液学检查结果正常，短期不用复查胸部CT，尽量减少不必要的医疗辐射。

（徐九洋）

084

儿童能否进行胸部 X 线摄影或 CT 检查

　　既然上文提到X摄影、CT等放射学检查有辐射危险，那么处在生长发育期的儿童是否可以进行这些检查呢?

　　首先，对于儿童而言，X射线辐射的危害相比成人肯定是要大一些。由于儿童的许多器官正处在发育阶段，特别是一些腺体对于X射线辐射损伤敏感。

　　但是也不能抛开剂量谈X射线辐射的损伤。上文提到，接受一次胸部X线摄影或者胸部CT检查所接受的辐射剂量，是处在安全范围内的，因此如果确实出于诊断需要，还是可以进行的。而且对于儿童患者，很多医院都有特殊的检查程序，在保证检查图像质量的前提下，采用相对较低的辐射剂量进行检查。

　　所以，即便是对于儿童来说，如果病情需要，接受胸部X线摄影或CT检查也是安全的。

需要注意的是，由于肺炎的影像学病变吸收需要一定的时间，因此在就诊过程中避免盲目地复查。同时也要避免在一个医院检查后，短期内到另一个医院再重复检查。

避免不必要的X射线辐射，是减少辐射损伤的关键，而不是完全排斥影像学检查。

在胸部X线摄影和CT检查中，通常需要检查者保持静止状态，尽可能减少图像伪影的产生。对于儿童，特别是婴幼儿患者，在检查过程中保持配合非常重要。较小的婴幼儿可选择使用水合氯醛让孩子入睡。对于年龄稍大的儿童，可在检查前充分进行解释说明，减少恐惧感，尽量减少检查中的移动，避免因为不配合导致图像伪影大，避免重复检查。

还有一些家长会问，在医院的影像科门口等待时，是否会受到额外的辐射影响？

影像科的门和墙通常经过特殊处理，能够吸收X射线，因此不需要担心射线溢出的问题。

（徐九洋　王一民）

085

做个更贵的检查（磁共振成像、PET/CT），能看肺炎吗

胸部X线摄影和胸部CT检查虽然在肺炎的诊断中有重要作用，但毕竟检查本身具有辐射损伤的风险。能否通过没有辐射的检查，如磁共振成像（magnetic resonance imaging，MRI）来看肺炎呢？

通常来说，MRI不用于肺部疾病的诊断。由于成像原理的特点，MRI对于软组织（如肌肉、神经、脂肪等）等分辨率较好，但是对于气体则分辨率较低。由于肺中大部分是含气的空腔，因此MRI并不能很好地检查肺部。加上MRI的检查时间长、检查者体内不能有金属物体，因此不作为肺炎的诊断方法。

近年来也有研究关注是否能将MRI作为肺炎复诊时的检查方法。由于MRI检查不存在电离辐射，因此在短期内反复检查时具有优势。通过特殊的检查序列和计算方法，MRI也可以用于肺炎的评估，但目前临床应用还比较有限，因此并不作为常规应用。

还可能有人会问，做一个更贵的检查，正电子发射计算机体层扫描（positron emission tomography and computed tomography，PET/CT），能不能看肺炎？是不是比普通CT看得更好？

　　首先，PET/CT中本来就包括了普通CT检查。其次，它的另一个部分，PET（正电子发射体层成像）常用于肿瘤的检查中，通过放射性核素标记的示踪剂（如葡萄糖）定位代谢活性高的肿瘤组织位置。因此，PET/CT检查并不是肺炎的一线检查手段，但可能在鉴别一些与肺炎表现类似的特殊疾病时有作用，需要临床医师进行判断。

（徐九洋　王一民）

086

想要无辐射，超声检查行不行

当然可以！但是，也有些不一样。

我们将超声检查俗称"B超"，是一种使用超声波诊断人体疾病的检查诊断方式。鉴于超声检查的便携性、实时性、安全无辐射等特点，B超在临床上应用很广泛。

大家都知道，在正常情况下，我们耳朵的听觉范围是20～20 000Hz。对于超过20 000Hz的声音，人耳是听不到的。这种振动频率高于20 000Hz的声波称为超声波。超声波能向一定方向传播，并且在遇到障碍物时产生回声。不同的障碍物产生的回声各有不同。

在动物界中，蝙蝠、海豚可通过超声波的回声定位来判断物体的位置、形状和结构。同样，我们利用超声的反射、折射等特点，向人体发射超声波的同时，接收不同器官反射的回声，并以波形的形式呈现在屏幕上，供专业的超声医师分析判断。

B超就是根据脏器回声的不同强弱和深度处理形成的二维图像，能够清晰显示各脏器及周围器官不同切面的解剖结构。

解释完B超的成像原理，那么，B超在肺部的具体应用又是什么呢？

在传统的超声检查中，超声对于实质器官的成像更具有优势。由于肺是由数亿个含气空腔组成，超声波在空气中发生大量反射，会造成肺部与周围实质组织的回声失落，肺组织难以成像。

所以，传统上认为，B超并不能看肺脏。

但是，随着超声检查技术的日益成熟，肺部超声的检查壁垒正在被逐步打破。我们可以通过不同病理状态下，肺部气液比例变化所呈现的声像图来判断相应的肺部疾病，如肺炎、胸膜疾病、呼吸肌功能障碍等。

举个例子，在肺炎发生时，肺泡内渗出增多，含气量减少，肺组织出现实变，肺内气液比例增高。在B超图像中，可表现为肝脏或脾脏等实质器官的结构。同时，如果在实变的肺组织中存在部分通气的支气管或残留的含气肺泡，超声中可表现为点状或线状的高回声影，称为支气管充气征。此外，部分肺炎伴有胸腔积液，我们也可以在超声影像中看到两层胸膜之间的无回声液性暗区。

目前，超声检查已经成为诊断肺部疾病的一种重要检查手段。不过，由于超声检查对于操作者的要求相对较高，并且诊断的标准尚未统一，在临床应用上尚未普及。胸部X线摄影或CT检查仍然是肺炎诊断的一线方法。

相信未来超声检查在肺炎的应用中将发挥更大的价值！

（张庆）

087

查到了磨玻璃结节，会是肿瘤吗

许多人在普通体检，或者是在因肺炎就诊而接受胸部CT检查时，发现了磨玻璃结节。

查到了磨玻璃结节，一定是肿瘤吗？

并不一定！

磨玻璃影（ground glass opacity, GGO）为肺内边界模糊或清楚的半透明密度区，其内仍可见血管纹理和支气管壁。若病变呈边界可辨识的类圆形，则称为磨玻璃结节。

直径≤3cm的病变称为肺结节，而一般把直径≤1cm的称为小结节，直径≤5mm的则称为微结节。直径≤5mm的单发小结节或者微结节多数是良性，在临床工作中建议观察和定期随访。除原发肿瘤或转移瘤等恶性病变外，肺炎、肺结核、过敏性肺炎等多种非恶性疾病也可以表现为小结节或微结节。判断结节病变的良恶性，需要结合大小、位置、形态、密度、增长速度等诸多因素综合判断。

由此可见，除恶性肿瘤性病变，还有诸多原因可导致磨玻璃结节的发生。单纯基于影像检查远远不够，还需要结合被检查者的年龄、吸烟史、环境或职业暴露史、慢性肺部疾病史以及是否有肿瘤家族史等因素综合考虑。

如果体检时肺部影像检查发现磨玻璃结节，对于孤立性磨玻璃结节直径≤5mm者，推荐6个月后进行影像随访，如无异常变化，随后每年复查一次即可；直径≤1cm者，推荐3~6个月后进行影像随访，如无异常变化，可逐渐延长随访时间即可。

如果近期有肺部感染，很可能会由于炎症反应的刺激而产生肺部结节，但这些结节会随时间缩小，或者体积保持不变。

如果在随访期间发现结节增大、密度增加，建议及早就诊行临床评估，必要时医生会安排进一步的穿刺检查来判断结节的良恶性。

（张慧　王一民）

第五部分

抗感染药物的选择

088

青霉素皮试阳性还能用吗

青霉素类是临床最常用的抗细菌感染药物。它的发现还有一个有趣的小故事。

1928年，亚历山大·弗莱明休假返回实验室，发现一层浅绿色霉菌污染了他的细菌培养基。正当他打算扔掉时，霉菌周围消失的金黄色葡萄球菌让他产生了一瞬间的犹豫——是不是霉菌产生了什么东西让细菌死亡了？就是这一瞬间的想法，如同命运的馈赠，造就了现代医学史的重要发现——青霉素。

经鉴定这种霉菌是一种青霉，因此弗莱明将其分泌到培养基中的杀菌物质称为penicillin，即青霉素。随后钱恩成功将青霉素提纯浓缩，并尝试治疗了一位金黄色葡萄球菌菌血症患者，取得了显著疗效。自20世纪50年代初以来，青霉素挽救了数百万人的生命。青霉素仍然是预防梅毒垂直传播的唯一推荐治疗方法。弗莱明也因此获得了诺贝尔生理学或医学奖。

青霉素广泛大量被应用，也使其成为常见的过敏药物。其实，青霉素本身不具抗原性，极少导致过敏。但是，青霉素药物自发降解产物、异构体，或者药品中杂质与血浆中的蛋白共价结合而产生半抗原载体复合物，可诱发过敏反应。通俗来说，过敏的原因就是青霉素纯度不够。

青霉素皮试是预测青霉素过敏反应最快速、最敏感、最经济的方法，除非存在禁忌证，否则所有患者在使用青霉素类药物前均应进行皮试。但是，皮试阴性者仍有1%~3%患者可能出现过敏反应，尤其是在首次给药时。

青霉素皮试阳性并不代表一定会过敏！特别是可疑阳性时，应考虑到操作过程、皮试剂药量、皮试剂质量、消毒液皮肤刺激等造成假阳性因素。皮试阳性患者并不意味着终生不能使用青霉素。如果只是有皮试阳性，重复进行青霉素皮试是必要的，以避免不必要的抗菌药物替代。但如果有明确的青霉素过敏史，那么还是不要再冒过敏的风险进行皮试，尽量选用其他的抗生素。

青霉素的作用机制

简单来说，青霉素作用于细菌的细胞壁，扰乱了细菌形成细胞壁的重要成分（肽聚糖）的过程，导致细菌极易发生裂解死亡。β-内酰胺环是青霉素的主要活性部分，天然的青霉素和后续一系列人工合成具有β-内酰胺环结构的抗生素均称为β-内酰胺类抗生素。

青霉素是否对所有的细菌都有效

在抗菌药物的筛选压力下，细菌也进化出了一系列的生存技巧，导致青霉素耐药。主要的耐药机制包括：①细菌产生水解青霉素的酶，破坏β-内酰胺环，使药物失效。②细菌结构发生了变化，导致青霉素无法发挥作用。③细菌进化出了一种外排泵系统，使细胞内青霉素的浓度降低。

科学家们的策略之一是研发阻断青霉素酶的药物并与传统β-内酰胺类抗生素制成合剂，使青霉素免受破坏而重新发挥作用。另一个方向是尝试修饰β-内酰胺环结构，研发能够耐受青霉素酶的新型药物。我们在此取得了一系列成就，但是细菌也展现出了生物的顽强性，超广谱β-内酰胺酶、碳青霉烯酶的出现已经给抗感染治疗带来严峻挑战。

（周飞）

089

青霉素过敏，能用头孢菌素吗

头孢菌素类抗生素因存在 β-内酰胺环，广义上也可称为"β-内酰胺类抗生素"，作用机制与青霉素类似。

至今科学家已研发出第一代至第五代头孢菌素，每一代药物具有相似的母核结构和不同的侧链基团。母核结构发挥抗菌的活性，不同的侧链则赋予不同头孢菌素不一样的特点。

既然头孢菌素类抗生素同样也有 β-内酰胺环，使用的时候是否和青霉素一样需要进行皮试呢？

答案是不需要。

首先应重申一下，药物过敏不等同于药物不良反应。过敏是机体对药物产生的一种免疫应答。不良反应包括过敏反应，还包括毒性反应、继发反应、成瘾和致畸、致癌等，例如口服药物后出现的消化道不适、恶心等症状，大多数情况下不是过敏反应。我们既往在应用某些抗菌药物后可能出现过一些不适，在与医生沟通时

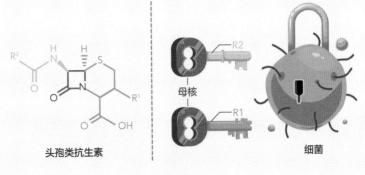

头孢类抗生素

母核

细菌

头孢菌素

切记避免将这类不适症状直接表述为过敏，而是应详细描述症状表现，由医生判断是否为过敏反应。

头孢菌素过敏的发生率很低，并且头孢菌素本身不引起过敏，致敏物质来源于生产过程中的杂质和药物自身降解。但头孢菌素的过敏与青霉素并不交叉，过敏原也不是 β-内酰胺环。因此，青霉素皮试结果不能预测头孢菌素是否过敏。

很遗憾，目前仍未研发出针对头孢菌素的皮试剂；科学家曾尝试直接使用头孢菌素药物原液进行皮试，但预测效果属于"不及格"水平，而且这种皮试方法的药物浓度缺乏统一规范。考虑到头孢菌素速发型过敏的发生率低，目前的皮试筛查方法经常出错反而可能产生误导，因此也没有必要常规进行头孢菌素皮试了。但是，一些曾经发生过严重头孢菌素或青霉素速发型过敏的患者，在用药前还是应该进行药物原液皮试。

头孢菌素通常需要每天给药三次。请注意，这里的三次并不是跟随三餐时间（大约8点、12点、16点），而是间隔8小时（8点、16点、24点）。

很多接受抗菌药物治疗的患者会存在疑问，为什么有的抗生素是一天一次，有的是一天多次。口服头孢菌素类抗生素时，为什么医生会强调每隔8小时规律用药呢？

其实，这和药物的体内代谢和药物发挥作用的模式有关。根据药物作用模式，我们将抗生素分为时间依赖型和浓度依赖型。

如同做菜，时间依赖型药物的作用模式类似小火炖肉，不需要过强的火力，在一定温度下持续足够长的时间才是关键。浓度依赖型药物的模式则如同爆炒，靠的是大火力烹调，火力足够旺才能做出香气，此时并不需要持续太长时间。

头孢菌素就是时间依赖型药物，依靠长时间维持一定的血药浓度发挥作用。用药后，血液中头孢菌素浓度在达到一定水平后会因药物代谢而逐衰减，此时就需要继续补充药物以维持稳定的血药浓度。根据头孢菌素在体内的代谢速率，每8小时用药一次既能满足治疗需求又相对符合患者的日常作息。

（周飞）

090

大环内酯类药物：阿奇霉素需要"吃3停4"吗

红霉素是最早被发现的大环内酯类抗生素，因为其化学结构中包含一个大环内酯而得名。后续大环内酯家族发展出不同的成员：红霉素是第一代大环内酯类药物，有着较广的抗菌谱，在组织中浓度高，因此被广泛应用于肺部和软组织感染，但却对胃酸不稳定，限制了其口服利用度。第二代药物包括阿奇霉素、克拉霉素、罗红霉素、氟红霉素，增强了对胃酸的稳定性，口服利用度更佳、作用时间更持久，对组织的渗透性也更好。第三代代表药物为泰利霉素，增加了对耐药细菌的抗菌活性，但其肝毒性限制了应用。

大环内酯类抗生素通过抑制蛋白质合成抑制细菌的生长和繁殖，高浓度时可以直接杀死细菌。除了直接的抗菌作用，还可以通过抑制细菌黏附、抑制抱团、抑制分泌生物膜等方式增加抗生素和免疫系统的杀菌作用。

此外，大环内酯类抗生素还可以通过减少细胞因子分泌而减弱组织的炎症反应，并且减少呼吸道黏液分泌。

由于大环内酯类抗生素直接抑制了细菌活动的核心环节——蛋白质合成，因此它有非常广的抗菌谱。对于革兰氏阳性球菌（如肺炎链球菌、甲型溶血性链球菌），部分革兰氏阴性杆菌（如流感嗜血杆菌、卡他莫拉菌、空肠弯曲菌），非典型病原体（立克次体、支原体、衣原体、军团菌），螺旋体、非结核分枝杆菌都有着较好的抗菌作用。由于它可以覆盖大多数社区获得性肺炎病原体，因此被推荐作为社区获得性肺炎的经验治疗用药之一。

但随着大环内酯类抗生素的广泛应用，部分细菌的核糖体（蛋白质合成场所）的关键结构出现了变异，使其对大环内酯类耐药。根据我国的数据，肺炎链球菌对大环内酯类的耐药率可达90%以上，支原体对于阿奇霉素的耐药率也相当高。虽然阿奇霉素仍然是儿童支原体感染的首选药物，但越来越多临床实践发现，阿奇霉素治疗支原体感染的效果并不好，需要更换为四环素类抗生素（米诺环素、多西环素）或喹诺酮类药物（左氧氟沙星）。

有很多人说，阿奇霉素吃3天要停4天，真的是这样吗？

有人建议，阿奇霉素服用3天后应停用4天，观察疗效，如疗效不佳则4天后再次开始疗程。这条建议最初的考量可能与阿奇霉素的作用持续时间过久有关，因为阿奇霉素药物半衰期约41小时，所以3天后即便停药也有足够的药物浓度维持。

但是这项建议并没有临床研究的支持。现在对于肺炎抗生素的使用理念是早启动、足量、足疗程。推荐轻症患者使用3天，重症患者使用5~7天。如缓解较慢者可以延长到10~14天，或更换药物。无须等待4天才再次用药。

大环内酯类抗生素最常见的副作用是引起患者胃肠道不适，可以表现为恶心、腹痛、腹泻。这是因为红霉素的结构与胃动素有着相似的电荷分布，可以促进胃肠蠕动。有趣的是，这个副作用对于胃轻瘫（即胃肠动力不足导致的胃排空延迟）患者却是一大利好，红霉素对于治疗胃轻瘫患者有着确切疗效。

（刘正平）

091

四环素类药物：还在担心一嘴黄牙

四环素类药物是一类广谱的抗生素。

20世纪中叶，科学家从土壤中先后发现了两种由链霉菌分泌的金色物质，对葡萄球菌和链球菌有很好的活性，分别被命名为金霉素和土霉素。进一步研究发现，这两种物质有着相似的多环结构，经过化学结构改造后得到了四环素。上述三种通过链霉菌分泌或简单改造后的产物被称为第一代四环素类药物。

第一代四环素在广泛使用后很快面临了细菌耐药性的挑战。美他环素、多西环素、米诺环素等第二代四环素类被研发出来，也是我们目前最常见到的四环素类药物。替加环素是更新的四环素类药物，对多种耐药细菌都具有活性，包括耐药的鲍曼不动杆菌等，因此成了ICU中的"明星药"。

在社区获得性肺炎的经验性治疗中，四环素类药物的地位与大环内酯类药物接近，或是单药使用，或是与β-内酰胺类药物联用。由于非典型病原体对于四环素类药物的耐药率低于大环内酯类药物，因此对于成人社区获得性肺炎，四环素类药物的优先级高于大环内酯类药物。

　　四环素类药物潜在的黄牙问题，限制了其在儿童支原体感染中的应用。黄牙，又被称为"四环素牙"，是牙齿在矿化发育期时四环素结合到牙齿上使牙齿着色所引起，因此8岁以下还在长牙的儿童使用四环素类药物确实存在此风险。但是，黄牙通常与较古老的四环素药物有关，后来研发的新型四环素类药物，如多西环素，相对不容易与钙结合，导致黄牙的概率很低。而且四环素类药物治疗支原体肺炎的疗程较短，黄牙的风险也较低。因此对于阿奇霉素治疗无效的支原体肺炎的儿童，四环素类药物仍是一个不错的选择。

　　四环素类药物属于广谱抗生素，因此使用时对人体消化道、呼吸道等位置的正常菌群也会产生影响，导致菌群平衡被打破，进而发生二次感染，最常见的表现即腹泻。此外，由于它可以穿过胎盘、自乳汁分泌，因此妊娠或哺乳期的女性应慎用此类药物。

（刘正平）

092

病毒性肺炎有没有"特效药"

抗生素的应用极大改善了细菌性肺炎的预后，那么病毒性肺炎是否也有相应的"特效药"呢？有没有一种药物，对于所有的呼吸道病毒都有效呢？

很遗憾，答案是目前还没有。

所谓"特效药"，其实是一种通俗的说法，一般指的是具有抗病毒作用的药物，包括小分子化学药物、抗体药物等，能够抑制病毒在体内复制。

由于呼吸道病毒的种类很多，而且病毒在结构上具有很大的差异，很遗憾目前还没有一种药物能够针对所有（或者是大部分）呼吸道病毒。

可能有人会问，到了冬季出现感冒症状，考虑病毒感染时，医生不是会建议服用奥司他韦吗？是否有用呢？

的确，奥司他韦是一种人们熟知的抗病毒药物。但是，它仅仅针对流感病毒有效，对于其他的呼吸道病毒，如呼吸道合胞病毒、冠状病毒、鼻病毒、人偏肺病毒等，并没有治疗效果。只不过，在流感高发季节，特别是身边已经有人确诊为流感病毒感染时，出现类似的症状很有可能也是流感病毒感染。

　　但这并不是绝对的。各种呼吸道病毒感染导致的肺炎临床表现很相似，通过症状、抽血检查、胸部CT等其实很难进行区分，因此通过病原学检查明确是哪一种病毒，非常关键。

　　除流感病毒外，针对冠状病毒、呼吸道合胞病毒等的新型抗病毒药物也在不断涌现，而且其中一部分已经完成了临床研究。相信将来，我们会有更多的药物对抗病毒性肺炎。

（徐九洋　刘正平）

093

常用抗流感病毒药物包括哪些

抗流感病毒药物种类

最早上市的抗流感病毒药是金刚烷和金刚烷胺类，但是近年来流感病毒已经发生了突变，导致几乎流行的流感病毒株都对金刚烷类耐药。因此此类药物已不再是抗流感病毒的主力军，而成为治疗帕金森病的重要用药。

后来人们开发了针对神经氨酸酶（neuraminidase，NA）的药物，称为神经氨酸酶抑制剂，其中包括鼎鼎大名的奥司他韦。奥司他韦的口服利用度很高，因此大大提高了其普及度。其他药物还包括扎那米韦、帕拉米韦、拉尼米韦。奥司他韦可同时抑制甲型流感病毒和乙型流感病毒，且安全性也非常好。

沉寂近二十年后，一种结合新靶点的抗流感病毒药物悄然进入人们的视野，它就是玛巴洛沙韦。它的作用机制是抑制病毒核酸的复制。患者们能感受到这个新药的特点便是其使用非常方便：与奥司他韦的5天疗程相比，玛巴洛沙韦在病程中只需要服药1次，且相应的副作用较奥司他韦更少见。

抗流感病毒药物应用时间

现在主流的抗流感药物如奥司他韦，其研发至今已有二十余年的历史，有效性和安全性都得到了充分的验证。我国《流行性感冒诊疗方案》推荐在出现症状的48小时内应用抗流感病毒药物。但是对于出现症状已4～5天的患者，使用抗流感病毒药物也能从中获益。

当患者只出现了流感症状，还未明确是否为流感病毒感染时，可根据患者的流行病学史（即周围或当地有没有流感的流行）和患者的临床症状进行判断，进行经验性的用药。

抗流感病毒药物的年龄限制

奥司他韦的使用没有年龄限制，而玛巴沙洛韦因为缺乏相应的临床数据，因此暂时只推荐12岁以上的人群使用。

药物是否能预防流感

周围人患了流感，可不可以通过吃药来预防？

可以。

奥司他韦和玛巴沙洛韦被推荐给接触流感病毒感染患者的人群，用来预防，在应用时剂量减半。

使用抗流感病毒药物注意事项

奥司他韦最常见的不良反应包括头痛和恶心，发生率高达10%，常发生于用药的第1天，可能持续2天，这可能与奥司他韦刺激胃黏膜有关。很难说流感和吃奥司他韦哪个带来的副作用更令患者不适，这也导致很多患者的依从性较差。

目前的一些研究显示，玛巴沙洛韦的不良反应发生率显著低于奥司他韦，且其只需要服药一次，这些优点大大提高了患者使用玛巴沙洛韦的依从性。

（刘正平）

第六部分

感染控制

094

预防感染最重要的是什么

预防感染有十个需要注意的地方，那就是十根手指。

洗手，是预防感染最重要的事。

为什么要洗手

在日常生活中，人的一只手上可附着的细菌多达40万以上，在身体抵抗力下降的时候，就容易诱发各种疾病。洗手可有效去除黏附在手上的细菌，只用流动水洗手，可洗去手上80%的细菌；如果用肥皂洗，再用流动水冲洗，可洗去手上高达99%的细菌。洗手的重要性可见一斑！当然，怎么洗也不可能将手上的细菌全部洗去。

什么时候洗手

通常，在咳嗽或者打喷嚏后，在照护患者后，在准备食物之前和过程中，还有饭前、便后，都需要洗手。

其实我们每天都要洗手，甚至洗很多次。但是从感染控制的角度，你真的会正确洗手吗？

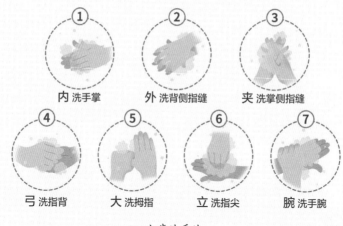

七步洗手法

洗手这件小事，可不是简单搓一下、随意冲一下就可以的。

从专业的角度，应该遵循七步洗手法（比六步洗手法只多一个洗手腕的步骤，概括为内、外、夹、弓、大、立、腕七个字），揉搓15~20秒，洗后要用干净的毛巾或一次性擦手纸/洗脸巾擦干。

1. **内** 洗手掌，掌心相对，手指并拢，然后相互揉搓。

2. **外** 洗背侧指缝，手心对手背，沿指缝相互揉搓，双手交换进行。

3. **夹** 洗掌侧指缝，掌心相对，双手交叉，沿指缝相互揉搓。

4. **弓** 洗指背，弯曲各手指关节，半握拳把指背放在另一手掌中进行揉搓，双手交换进行。

5. **大**　洗拇指，一只手握另一只手拇指旋转揉搓，双手交换进行。

6. **立**　洗指尖，弯曲一手的手指关节，指尖合拢，然后放在另一只手掌中旋转揉搓，双手交换进行。

7. **腕**　洗手腕，一只手握另一只手腕处旋转揉搓，双手交换进行。

做好手卫生、正确洗手是预防感染最简单、经济、有效的手段。让我们在日常生活中敦促家人、朋友一起实践吧！

（李曙光）

095

如何握手最合适

本文是从感染控制的角度谈握手，应当遵循以下几点。

1. **做好握手前的手卫生** 一双未洗的手，哪怕看似干净，其皮肤、甲沟与指甲盖边缘，可能藏有几十万乃至几百万个细菌、真菌、病毒等病原微生物，可引起肠道、呼吸道传染病，包括食物中毒、伤寒、霍乱、肺炎、传染性肝炎等。因而在会见朋友宾客以及参加会议等可能需要握手的场合，我们应当提前做好手卫生，认真洗手。

2. **做好握手后的手卫生** 在一些公共社交场所，为避免失礼，握手不可避免。但常识告诉我们，握手这种零距离接触为交叉感染提供了便利，尤其是遇到不洗手就与人握手的人，可能比不戴口罩更容易传播疾病。因而在握手后，我们也应当做好手卫生，除去潜在的病原微生物。

3. **倡导非接触的社交礼仪，保持社交距离**　在社交场合，如果大部分人都握手，而自己拒绝与人握手，那一定会显得失礼。如果大家能够约定一些问候的替代方式，例如拱手礼、微鞠躬、点点头等非接触社交礼仪，还有触肘等方式，只要态度真诚、姿态得体，应该能够表达出跟握手一样的问候和尊重之意。

（李曙光）

096

咳嗽时需要注意什么

咳嗽、打喷嚏是常见现象，对人体有一定的保护作用，可使呼吸道保持清洁和通畅。但是咳嗽、打喷嚏产生的飞沫和气溶胶能够传播细菌或病毒，进而传播疾病，即便是健康人打喷嚏或咳嗽，产生的飞沫和气溶胶中也可能携带细菌或病毒。

当我们咳嗽或打喷嚏时，产生的飞沫和气溶胶像一团云迅速扩散，能够把细菌或病毒带到2米左右的距离。

什么是咳嗽礼仪

咳嗽礼仪是借助遮挡物将咳嗽或打喷嚏喷射出的呼吸道飞沫和气溶胶进行物理阻断，减少呼吸道飞沫和气溶胶播散于空气中，从而减少周围人群感染的风险。

具体来说包括以下几方面。

1. 在咳嗽或打喷嚏时，尽量避开人群，不要用双手遮盖口鼻。可以用纸巾、手绢捂住口鼻，防止唾液飞溅。

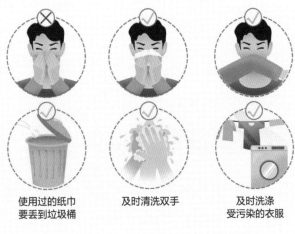

使用过的纸巾
要丢到垃圾桶

及时清洗双手

及时洗涤
受污染的衣服

咳嗽礼仪

2. 如果一时情急，来不及准备纸巾等遮盖物，可用手肘遮掩口鼻。

3. 咳嗽或打喷嚏时接触过口鼻的纸巾不要随便乱扔，要丢到垃圾桶里。

4. 咳嗽或打喷嚏后，要及时清洗双手或使用免洗消毒液进行手消毒。

5. 被呼吸道分泌物污染的衣服要及时洗涤，并在阳光下进行晒干，达到消毒的目的。

其他注意事项如下。

1. 当患感冒，又要上班或外出，且与他人合用交通工具、电梯以及办公场所等时，要自觉遵守咳嗽礼仪，佩戴口罩，以防止病原微生物借咳嗽、喷嚏而传播。

2. 咳嗽或打喷嚏时不需要摘下口罩，可适时更换；如果不习惯，可摘下口罩用面巾或肘部遮掩口鼻。

3. 不要堵住口鼻强忍，如果想要咳嗽或打喷嚏，却用手捏住鼻子、堵住嘴巴，或捂住口鼻强忍住，呼吸道内的压力得不到释放，遭殃的是鼓膜、呼吸道、咽喉，甚至可能导致鼓膜穿孔、听觉丧失、头部血管损伤等严重后果。

4. 与人谈话时应保持一定距离，说话语音不宜过大，避免口沫四溅。

（李曙光）

097

口罩的正确打开方式

口罩是降低肺炎感染风险、保护健康的重要防护用品。特别是在秋冬季，呼吸道感染的高发期，外出佩戴口罩更加重要。

如何正确合理使用口罩呢?

口罩佩戴原则

首先要合理佩戴口罩。在空旷通风场所无须佩戴口罩，人员密集或密闭场所可以佩戴医用外科口罩或颗粒物防护口罩；如有疑似肺炎表现，可佩戴无呼气阀的颗粒物防护口罩或医用防护口罩；呼吸道基础疾病患者在医生指导下使用防护口罩；婴幼儿则不宜戴口罩。

口罩各有适用人群

有些人盲目购买N95口罩，认为只有这种口罩才能有效预防肺炎感染，其实这种观点是不正确的。在佩戴N95口罩之后，人会感觉非常不舒适。如果因为不舒服而频繁摘下口罩，或者并没有正确佩戴，并不能起到应有的保护效果。这样看来，戴不戴口罩，比戴什么口罩，可能更重要！

口罩从戴到摘，学会这套方法

戴口罩的方式错了，非但起不到防护效果，还可能因此致病。以下是口罩从戴到摘的正确使用方法。

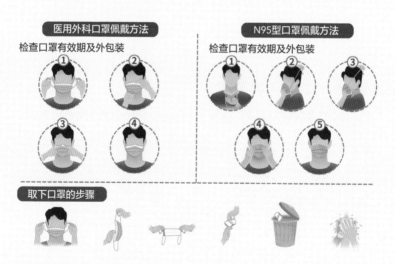

口罩的正确佩戴和取下方法

取下口罩时还需要特别注意以下事项。

1. 手不要接触口罩对外的一面。

2. 如果是系带的口罩，要先解开下面的带子，再解开上面的带子。

3. 用手指捏到口罩的带子或者挂耳的带子丢到垃圾桶。

4. 丢掉口罩后要洗手。

妥善处理口罩不容忽视

健康人群使用过的口罩可按生活垃圾分类要求处理，疑似病例或确诊患者佩戴的口罩则应视为医疗废弃物，按照医疗废物进行处置。在医疗机构中使用的口罩也应直接投入医疗废物垃圾袋中（多为黄色垃圾袋）。

（蒲丹妮）

098

科学消毒，你做对了吗

掌握并正确运用消毒知识是传染病防控环节中的关键一环。

通常我们所说的消毒指杀灭或去除可能让人生病的部分病原微生物。在生活中常常使用到的消毒法分为物理消毒和化学消毒。

常用物理消毒法

1. **高压蒸汽消毒法** 采用这种消毒法时，可使用蒸笼或家用高压锅，将需要消毒的物品放入，蒸煮20分钟，即可达到消毒效果。

2. **煮沸消毒法** 在100℃的温度下煮沸15分钟或以上，高山地区因大气压低，应适当延长煮沸时间。这种消毒方式适合于餐饮用具、护理用具及棉织品的消毒。

使用高压蒸汽消毒法或煮沸消毒法消毒后的物品，应当自然风干。若积水长时间留存，可能成为细菌生长的新温床，所以需要注意，避免积水长期不能风干时产生的二次污染。

3. **日光暴晒法**　该方法简单易行，几乎适用于所有物品的消毒。但需要注意，若要达到消毒效果，一般要求在烈日下暴晒6小时以上，且不能隔着玻璃窗。

4. **焚烧消毒法**　该方法适用于被传染病患者污染并丢弃的杂物、一次性医护用品、垃圾（包括手纸）等，主要由专业人士或在专业人士指导下进行。

5. **消毒碗柜、微波炉消毒**　市面上所售符合国家标准的消毒碗柜和微波炉也可用来消毒物品。紫外线奶瓶消毒器、蒸汽奶瓶消毒器等可用来消毒奶瓶、奶嘴及婴幼儿用具。

常用化学消毒法

化学消毒法是我们日常使用最多的消毒方法，化学消毒剂种类多样，选择时需要参考消毒对象、目的和用途，并关注化学消毒剂说明书。通常室内空气消毒可选择过氧乙酸等消毒剂喷雾消毒，室内地面和墙壁清洁肉眼可见污物，然后用含氯消毒剂擦拭或喷洒，表面消毒可选择含氯消毒剂、醇类消毒剂，手消毒使用含酒精的速干消毒剂，皮肤消毒则选择醇类消毒剂或含碘消毒剂。

（蒲丹妮）

099

不小心感染了，怎么隔离

这里所说的隔离，是指采用各种方法、技术，防止病原微生物从患者及携带者传播给他人的措施。作为控制传染源、防止传染病播散的第一环，其既可以通过人群分散，避免形成二级传播；也可以解决医疗机构通过常规方式不能解决的传播问题。

正确的隔离与防护措施至关重要，以下是一些科学的方法来保护自己和他人。

1. 隔离传染源 当有人患上传染病时，应将其单独隔离，避免与其他人尤其是易感染者接触。与传染源接触时，务必采取必要的防护措施，如戴口罩、戴帽子、穿隔离衣等。同时，严格执行陪护和探视制度，以减少传播风险。

2. 采取不同的隔离与消毒措施 根据传染病的传播途径，采取相应的隔离与消毒措施。例如，针对呼吸道传染病，除了患者隔离外，还需要注意室内空气和对呼吸道分泌物的消毒，以阻断传播途径。

3. 确定解除隔离的时机　根据隔离期或连续多次的病原检测结果，只有在确定隔离者不再排出病原微生物时，才能安全地解除隔离。这一步骤至关重要，以确保不会再继续传播疾病。

对于流感等传染性较高的呼吸道传染病，如果有家庭成员得病，最好能够在相对独立的房间里与其他成员隔离，单独用餐，减少传播的风险。特别是家里有老人、儿童等高风险人群，更应该重视患者的隔离。

通过正确的隔离与防护措施，我们可以有效地控制病原微生物传播，保护自己。

（蒲丹妮）

100

什么是肺炎的暴发和流行

暴发（outbreak） 是指局部地区短时间内，突然发生许多症状相同患者的现象。例如幼儿园中同时出现很多儿童发热咳嗽，检查均为流感病毒感染。

流行（epidemic） 是指一个较大的地区中，一种疾病的发病率显著超过平时的水平。例如每年到了秋冬季，我国北方流感患病人数快速增加。流感的流行通常具有一定的季节性，但每年流行开始的时间可能会不一样。相对应的概念是散发（endemic），指的是非流行期间，发病率低、病例散在分布，通常没有病例之间的关联。

大流行（pandemic） 则是指更大范围内的疾病蔓延，涉及地域广，人口比例大，在短时间内可以越过国界、洲界，甚至形成世界性的大流行。

（王泽怡）

图书在版编目（CIP）数据

认识肺炎100问 / 曹彬，王辉主编. —— 北京 ：人民
卫生出版社，2025. 2. —— ISBN 978-7-117-37538-2

 I. R563. 1-44

中国国家版本馆 CIP 数据核字第 20253TR389 号

认识肺炎100问

Renshi Feiyan 100 Wen

主　　编　曹　彬　王　辉
出版发行　人民卫生出版社 (中继线 010-59780011)
地　　址　北京市朝阳区潘家园南里 19 号
邮　　编　100021
E - mail　pmph @ pmph.com
购书热线　010-59787592　010-59787584　010-65264830
印　　刷　北京盛通印刷股份有限公司
经　　销　新华书店
开　　本　889×1194　1/32　印张:8.25　插页:2
字　　数　150 千字
版　　次　2025 年 2 月第 1 版
印　　次　2025 年 3 月第 1 次印刷
标准书号　ISBN 978-7-117-37538-2
定　　价　60.00 元